그림으로 쉽게 알 수 있는

수분과 전해질

Yasuhiko Iino

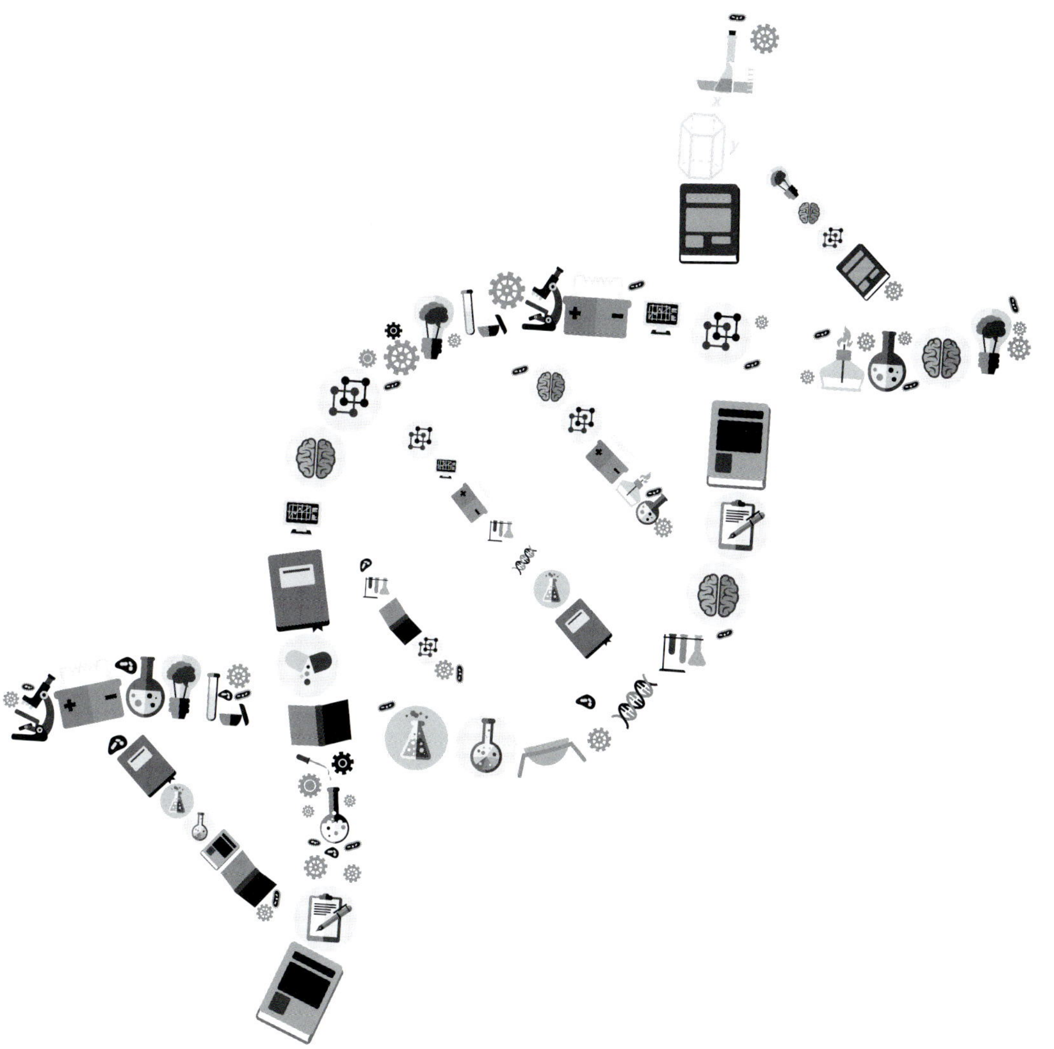

신흥메드싸이언스

Water-Electrolyte Metabolism at a Glance, Third Edition
by Yasuhiko Iino, M.D.
ISBN 978-4-89592-7406

그림으로 쉽게 알 수 있는

수분과 전해질

발 행 2017년 7월 28일
지 은 이 Yasuhiko Iino
발 행 인 홍 성 혁
발 행 처 신흥메드싸이언스
편 집 정 민 지
디 자 인 박 은 경
주 소 서울시 영등포구 양산로 53, 501호 (양평동 3가)
등록번호 제318-2007-000077호
전 화 02-2165-8670
팩 스 02-2165-8675
홈페이지 www.shmed.co.kr
I S B N 978-89-6498-055-2 93510
정 가 28,000원

서문

수분 전해질은 생명의 기본이며, 인간은 물이나 Na 없이는 살아갈 수 없다. 이러한 조절을 담당하는 것이 신장(콩팥)이며, 생물학에서뿐만 아니라 생명이나 질병에 관련된 의사, 약사, 물리치료사와 같은 의료인들이 수분 전해질 지식을 갖추면 더욱 좋은 의료·간호·복지를 실시할 수 있을 것으로 생각한다.

1996년에『그림으로 쉽게 알 수 있는 수분과 전해질』초판을 출간하고 많은 독자가 읽었다. 내가 조교수로 도쿄의과치과대학에서 일본의과대학으로 취임 당시 '수분 전해질에 대한 모든 지식을 알기 쉽게 나타내자'라는 의미에서 시작했으며 藤堂 편집자 없이는 달성하지 못했을 것이다. 올해 일본의과대학에서의 교수직 정년이 된 것을 기점으로 새롭게 바뀐 전해질 지식과 함께 제3판을 출판하게 되었다.

초판 출간 후 18년이 지난 현재의 전해질은 눈부실 정도로 발전하여 신장·요세관 운송체에 대한 정보가 늘어나 지금까지 알 수 없었던 질병들이 차례대로 확정되고 유전자 시대라고도 부를 수 있게 되었다. 요세관 운송체 대해서도 서술했으며 산염기평형에서도 변화가 나타나 새로운 산염기평형에 대해 서술하였다.

초판 때, 신장생리학의 스승인 越川昭三 선생님에게 '수분 전해질은 한 번에 이해하기 힘들다'라는 이야기를 들었던 것이 마음에 걸리지만 수분 전해질은 자세히 들여다보면 매우 재밌고 매력적이다. 많은 사람들이 이 책으로 수분 전해질의 매력을 발견하여 환자의 치료에 도움이 되기를 바란다.

2013년 3월 30일
벚꽃이 떨어지는 네즈신사를 가고 싶은, 교수실에서의 마지막 날

Iino Yasuhiko

차례

용어해설

Ca: 칼슘
K: 칼륨
Na: 나트륨
P: 인

HCO_3^-: 중탄산이온
PaO_2: 동맥혈산소분압
$PaCO_2$: 동맥혈탄산가스분압

산증(acidosis): 세포외액 pH를 저하시키는 병태(H^+가 증가하는 병태). 이것은 HCO_3^- 저하(대사성 산증) 또는 $PaCO_2$ 상승(호흡성 산증)으로 인해 나타난다.

알칼리증(alkalosis): 세포외액 pH를 상승시키는 병태(H^+가 저하하는 병태). 이것은 HCO_3^- 증가(대사성 알칼리증) 또는 $PaCO_2$ 저하(호흡성 알칼리증)로 인해 나타난다.

단순성 산염기평형장애: 대사성 산증, 대사성 알칼리증, 호흡성 산증, 호흡성 알칼리증(4개의 기본형)중 1개의 병태가 존재하는 산염기평형장애이다.

혼합성 산염기평형장애: 4개의 기본형 중 2개 이상의 병태가 합병하는 산염기평형장애이다. 혼합성 장애는 현재 병력, 보상성 변화의 정도, 전해질 변화, anion gap에서 의심하고 감별한다. 예를 들어, 구토를 하게 되면 H^+ 상실이 위액에서 일어나 대사성 산증을 초래하지만, 동시에 체액량 소실로 인한 쇼크에 빠지면, 혈류량이 저하해 젖산성 산증을 일으킨다. 이것은 혼합성 산염기평형장애의 예 중 하나일 뿐 실제 임상 현장에서는 단순성 장애보다도 혼합성 장애의빈도가 높다.

[주의]

약물의 상품명에는 ®을 표시하였다.

그림으로 쉽게 알 수 있는 수분과 전해질

1 물의 역할

물 없이는 살 수 없다.

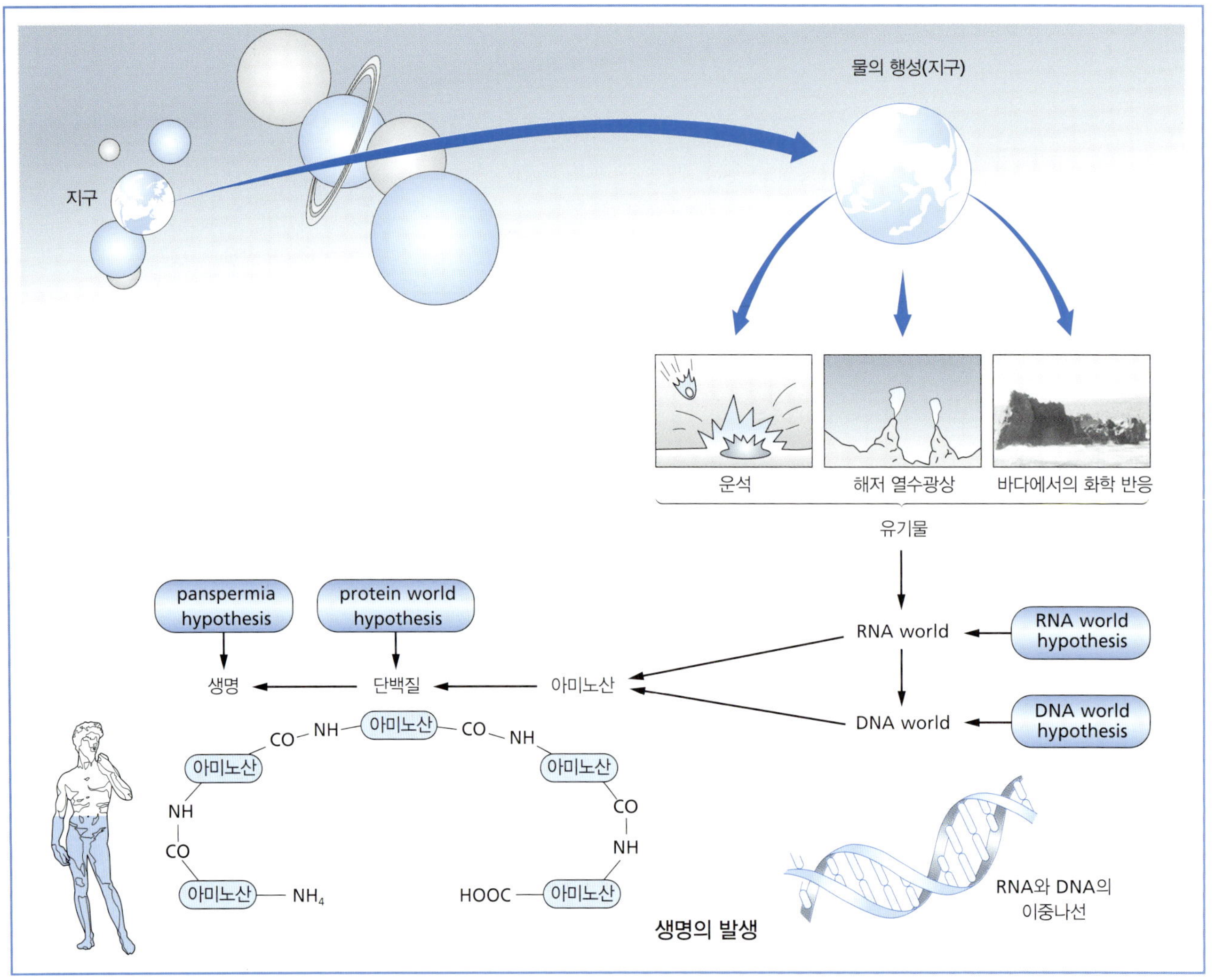

생명의 발생

생명은 물에서 태어난다고 알려졌다. **지구**의 탄생은 아폴로 11호가 갖고 돌아온 **월석**을 분석하여 **46억년 전**이라고 추정하고 있지만, **생명의 발생**은 **약 40억년 전**으로 얼마 지나지 않아 나타났다. 태양계 제3행성인 지구에만 생명이 발생한 이유는 지구가 물의 행성이기 때문이다. 제2행성인 금성은 태양과 너무 가까워 표면온도가 높고 물이 없으며, 제4행성인 화성은 형성 시 미행성 충돌에너지가 적고 표면온도가 낮아 물이 얼음으로 변해 수증기인 대기가 형성되지 않는다. 우리들이 살고 있는 지구만 수분을 머금은 대기와 바다를 갖기 때문에 **물의 행성**이라고 부른다.

그럼 다음으로 생명 형성에서 빠질 수 없는 **아미노산(유기물)**은 어디에서 나타난 것일까? 두 가지의 가설이 있다. 하나는 외우주에서 운석과 함께 반입되었을 가능성이다-판스페르마아설(**panspermia**, **머치슨운석**). 다른 하나는 원시 대기에서 자외선이나 우주선(cosmic rays)의 에너지로 만들어졌을 가능성이다. 어느 쪽이든 이러한 유기물들은 원시 바다에 녹아 들었고 원시 해양의 3~4%를 차지하는 거품이 되어 파도 시 에너지와 혹은 대기의 자외선으로 인해 더욱 큰 화합물로 변화하였다. 또는 이 유기물이 해저로 흘러 들어가 **해저 열수광상**에서 반응하여(**magic surface**: **마법의 표면**) 복잡한 화합물로 변화했다고 여겨진다.

원시 바다에 존재하는 아미노산은 단백질과 합성되기 전에 현재의 세포 유전정보에 중요한 역할을 하고 있는 **리보핵산(ribonucleic acid**, **RNA)**이 형성되었다(**RNA world**). RNA는 아미노산을 결합해 **펩티드결합**보다 생명에 필요한 단백질을 합성하였다. 그 외에 DNA world 가설이나 protein world 가설이 있다.

• 물(H_2O)

지구가 탄생하는 과정 중 물과 산소를 머금은 미행성 충돌로 인한 탈가스 현상으로 물(H_2O)이 생성되었다. 그 때의 원시 대기는 80%가 물(수증기)이며 나머지는 일산화탄소였다. 미행성 충돌이 줄어들고 지표온도가 저하되자 대기의 수증기가 물로 변해 호우가 일어났고 바다가 형성되었는데 이 바다가 생명의 기원이 되었다.

• 아폴로 11호

1969년 7월 20일 인류가 처음으로 지구 외 행성인 '달'에 첫발을 디딘 후, 이 때 갖고 돌아온 월석에서 유기물은 확인되지 않았지만 지구의 탄생을 추정할 수 있는 유력한 정보를 얻을 수 있었다.

• 생명

생명이란 무엇인가? 이 질문에 답할 수 있는 생물학자는 드물며, 무엇보다 답하는 것이 쉽지 않다. 자기복제 능력, 격벽으로 감싸여 있는 등의 여러 의견이 있지만, 모든 생명을 규정지을 수 없다. 굳이 말하자면 질서가 존재하는 구성물이라고 할 수 있다. 생명의 발생은 약 40억년 전으로 추정하며 현재의 생물 기원은 모두 같다. 즉, 생물은 모두 형제자매인 것이다.

• 아미노산(amino acid)

생명의 근원은 유기물(탄소와 수소로 구성된 물질)이다. 아미노산은 구조 말단에 -COOH와 $-NH_2$가 있으며 사람(성인)이 스스로 생성하지 못하여 외부에서 흡수해야 하는 필수 아미노산이 8종류가 있다.

• 단백질(protein)

아미노산의 -COOH와 $-NH_2$가 결합해(펩티드결합: 물 1분자를 취할 수 있다), -CO-NH-가 된다. 아미노산을 펩티드결합으로 연결시키는 물질이 단백질이다. 이것을 구성하고 있는 아미노산은 20종류가 있으며 우리의 몸에서 가장 중요한 구성 성분으로 생명 발생과 단백질 형성은 거의 동시에 이루어졌다.

• 해저 열수광상(hydrothermal deposit)

아미노산이 지구상에 풍부하게 존재해도 단백질에 중합하기 위해서는 에너지를 필요로 한다. 이 에너지는 원시 해양의 해저 열수광상에 있다고 생각된다. 해저 열수광상은 해저 화산의 균열에서 열수(해수)가 뿜어져 나오는 부분이며 점토질의 광물, 화산화한 광물을 포함한 암석의 사이(magic surface)를 열수가 포함된 아미노산 등의 유기물이 통과하는 장소이기도 하다. Magic surface는 단백질이나 핵산 등의 촉매로 작용하여 고분자 유기물을 생산한다고 볼 수 있다.

• 머치슨 운석

1969년 9월 28일 호주의 멜버른 교외에 있는 머치슨에 운석이 낙하하였다. 이 운석이 다른 운석과 다르게 중요한 의미를 갖는데, 그 이유는 아미노산이나 탄수화물 등의 유기화합물을 포함하고 있기 때문이다. 즉, 생물의 근원이 되는 유기화합물이 지구 외에서 형성되었을 가능성이 있다는 것을 나타낸다. 운석의 약 2%가 유기물로 구성되어 있고 낙하 후, 지구에서 오염되지 않은 것은 아미노산의 D형과 L형이 같은 비율로 있는 것(지구상에서는 L형이 대부분)과 2-methylalanine과 같은 드문 아미노산이 발견된 것으로 알 수 있다.

• RNA(리보핵산, ribonucleic acid)

원시 바다에 풍부하게 존재하는 맹독인 청산 등에서 생기는 염기와 당, 해저 화산에서 뿜어져 나오는 인산을 결합해 핵산(nucleotide), RNA가 형성된다. RNA는 4개의 염기인 adenine, uracil, guanine, cytosine과 당인 ribose의 염기배열의 차이를 이용하여 아미노산에서 여러 단백질을 합성할 수 있다.

• DNA(디옥시리보 핵산, deoxyribonucleic acid)

DNA은 사람의 유전자이며 생체 기능과 구조의 모든 정보를 갖고 있다. DNA는 염기인 adenine, uracil, guanine, cytosine로 구성되며(RNA와 다른 점은 deoxyribose와 교환되는 것뿐이다), 당 중에서는 deoxyribose를 사용한다. 이 염기와 당이 인산을 통해 결합하는 것이 DNA이다. 지금 생명체의 대부분은 DNA로 유전자 정보 전달을 실시하고 있다. 덧붙여, 휴먼게놈 해독에서 사람과 침팬지의 DNA 배열의 차이는 겨우 1.23%인 것을 알 수 있다. 사람과 침팬지는 거의 형제라고 할 수 있다.

• RNA world 가설

AIDS(후천면역결핍증후군, acquired immunodeficiency syndrome) 바이러스나 C형 간염 바이러스 등 일부의 생명체에서는 RNA가 유전자로 사용되기도 한다. 생명의 발생 과정에서 생각하면, DNA보다 RNA가 먼저 생겼다고 볼 수 있다. 이러한 DNA가 생기기 전의 시대를 RNA world라고 부른다. 디즈니월드는 미래의 세계이다.

• DNA world 가설

RNA보다 DNA가 먼저 생겼다는 가설도 있다.

• Protein world hypothesis

RNA나 DNA보다도 단백질이 최초로 생겼다는 가설도 있다.

• 판스페르미아(panspermia) 가설

지구의 생명체는 우주에서 왔다는 가설도 있다.

◈ 참고문헌

1. オパーリン著，石本真訳．生命の起源―生命と初期の発展．岩波書店，1969.
2. ニック・レーン著，斉藤隆央訳．斉藤生命の跳躍―進化の10大発明．みずす書房，2010.

2 사람의 수분 분포

60%는 수분으로 이루어져 있다.

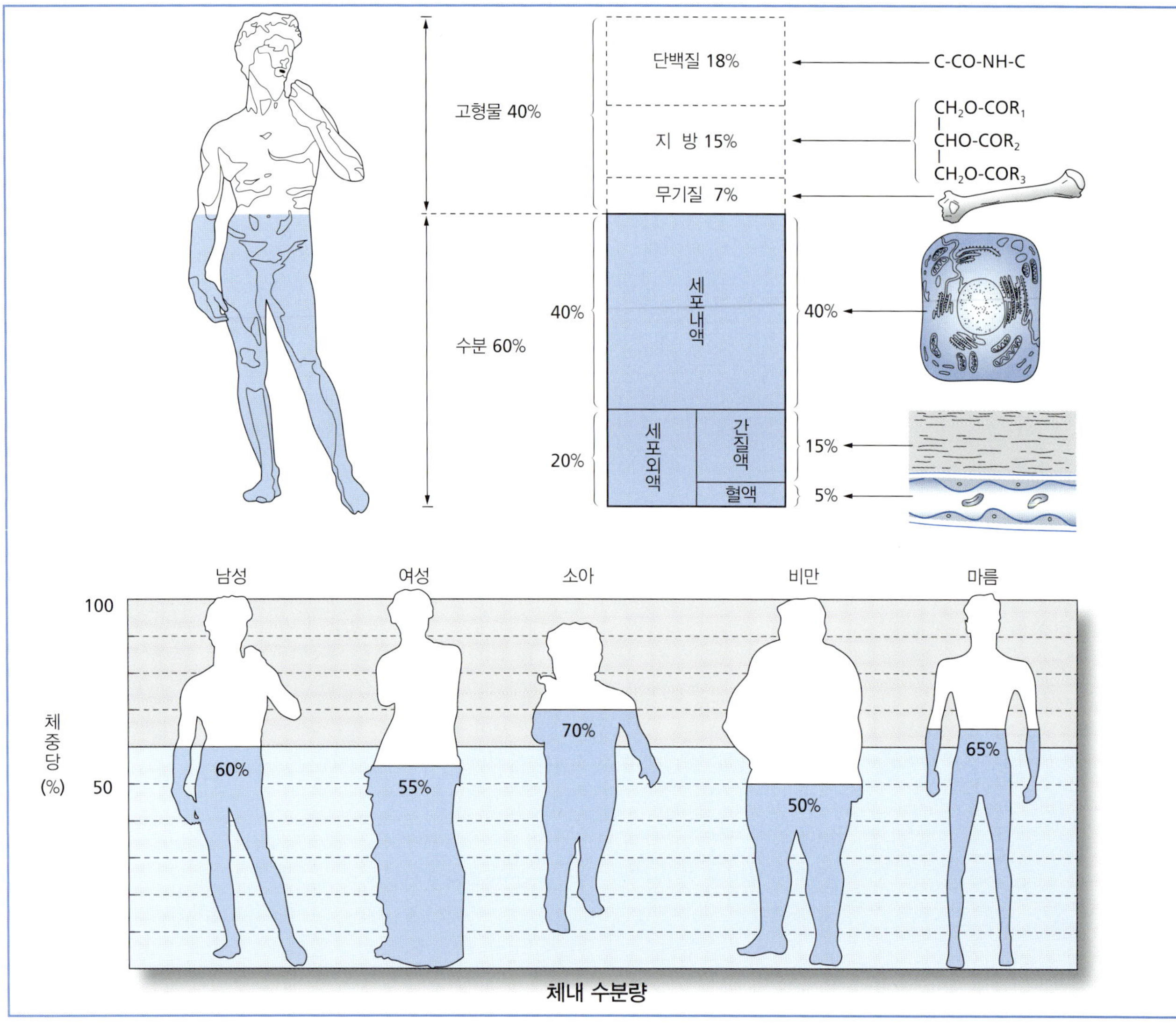

사람의 수분량은 체중의 약 60%로 즉, 몸의 절반 이상은 물로 이루어져있다. 이러한 수분이 체내의 어느 부분에 있는가를 간단하게 이해하기 위해서는 몸을 크게 3가지로 나눌 수 있다. 우선, **세포막**을 두고 **세포 내**와 **세포 외**인 2가지로 나뉜다. 그리고 세포 외는 **혈관 내(혈액)**와 **혈관 외(간질**이라고 불리는 세포막과 혈관벽으로 둘러 싸인 부분)로 나뉜다. 즉, 크게 **세포 내**, **혈액**, **간질**의 3가지 부분으로 분류할 수 있다.

수분은 그림과 같이 세포 내에서 체중의 40%를 차지하고 **[세포내액(intracellular fluid, ICF)]**, 간질과 혈액에서는 20%로 분포한다[간질과 혈액에 존재하는 수분을 **세포외액 (extracellular fluid, ECF)**이라고 한다]. 20%의 세포외액은 **간질액**이 15%, 혈액(보다 정확하게는 **혈장**)이 5%이며, 이것으로 **신체 수분의 대부분이 세포 내에 존재하는 것을 알 수 있다**. 이것은 약물 분포를 생각하여 약물을 투여 해야 할 때 중요한 의미를 갖는다. 즉, 세포막을 투과하기 어려운 물질(약물)은 세포외액이나 혈액에 분포하기 때문에 물질 농도를 측정할 때는 세포외액량이나 혈장량을 사용해야 한다. 또한, 주사나 점적으로 투여된 물질이 혈관벽을 통과하기 어려운 경우(약물이 단백질에 결합하기 쉬운 경우)에는 혈장량을 이용하여 투여량을 생각해야 한다.

전체수분량은 체중의 중량변화, 방사성 동위원소 사용 등으로 측정할 수 있다.

• 전체수분량(total body water)

몸 속의 모든 물을 가리킨다. 체중의 약 60%이며 50kg의 사람은 50×0.6=30이므로 30kg 즉, 30L가 전체수분량으로 계산 된다(물 1kg은 약 1L에 해당한다). 또한, 지방을 제외한 체중의 73.2%가 수분이다.

• 수분 이외의 고형 성분

전체수분량이 체중의 60%라면 남은 40%에 해당하는 고형 성분은 무엇일까? 체중이 정상인 사람의 18%가 단백질, 15%가 지방, 7%가 무기화합물로 이루어져 있다. 무기화합물이란 뼈, 치아, 손톱 등에 포함된 Ca 화합물 등이다.

• 세포막(cell membrane)

인지질(phospholipid)로 구성되어 3층 구조로 이루어져 있다. 수분이나 요소(urea)는 자유롭게 투과하지만, 이온(Na^+, K^+ 등)은 막의 성질에 따라 투과되기 쉬운 이온과 투과되기 어려운 이온으로 나뉜다. 약물 중에서는 단백질과 결합하기 쉬운 것은 투과되기 어렵고 비결합약물은 투과되기 쉽다.

• 세포내액(intracellular fluid, ICF)

세포막으로 둘러 싸인 내부에 있으며, 세포 기능을 시행하기 위해 필요한 환경을 제공한다. 전해질 조직에서는 세포외액과 전혀 다르며, 가장 많은 양이온은 K^+이고 음이온에는 인산 이온이나 음이온 하전 단백질이 존재한다. 또한 정보전달에서 중요한 역할을 담당하고 있는 세포질 내 분리 Ca^{2+} 농도는 10^{-3}mmol/L이며 ECF/ICF는 1,000:1 이상이다. 세포내액의 양은 체중의 약 40%이다.

• 세포외액(extracellular fluid, ECF)

내부환경을 형성하는 중요한 부분이며 Na^+이 주요 양이온이다. 음이온은 Cl^-나 HCO_3^-가 대부분이며 세포외액의 양은 체중의 약 20%이다.

• 간질액(interstitial fluid)

세포와 세포 사이에 있는 수분이다. 부종은 이 간질에 세포가 저류한 상태를 말한다. 단, 단백질은 보통 혈관벽을 투과하지 않기 때문에 음이온 하전 단백질이 있는 혈관 내의 혈장과 비교하여 단백질을 포함하지 않는 간질액은 **Donnan의 막평형(Donnan의 법칙)**(7장, p.15)에 따라 전해질 조성이 약간 달라진다.

• 혈장(plasma)

항응고제인 헤파린(heparin)이나 구연산(citric acid)을 첨가하여 채혈하면 혈액은 응고되지 않는다. 이 혈액을 방치하거나 원심분리기를 사용하면 세포 성분은 시험관 아래로 침전되어 투명한 혈장을 얻을 수 있다. 이 중에는 전해질 외에 응고인자나 fibrinogen이 포함되어 있다.

• 혈청(serum)

혈액을 시험관에 넣어 보관하면 투명한 혈청과 혈병으로 나뉜다. 혈액이 응고되어 있기 때문에 혈액응고인자가 소비되고 있으며, 혈청에는 포함되지 않는다. 주로 전해질과 포도당, 지질을 포함하고 있다.

• 소아의 수분

수정 후 5~6개월의 태아는 체중의 약 80%가 수분이다. 이것은 지방이나 그 외의 고형 성분이 상대적으로 적기 때문이다. 그리고 세포외액과 세포내액의 비율을 관찰하면 성인과 차이가 나며 세포외액이 세포내액보다 많다. 신생아, 영아, 유아로 자라면서 그 분포는 성인과 비슷해진다.

세포내액과 세포외액이 같은 비율이 되는 것은 유아기 때이며 신생아, 유아는 세포외액이 많아 설사나 구토가 쉽게 일어나기 때문에 탈수에 빠지기 쉽다.

• 고령자의 수분

고령자도 소아와 같이 지방분이나 근육량이 적지만, 수분량 비율은 저하한다(55%). 특히 세포 내 수분량이 적어서 세포 내 탈수에 빠지기 쉽다.

• 여성 탈수

여성은 남성에 비해 지방량이 많고 체중에서 수분이 차지하는 양도 적다. 지방량이 많기 때문에 지용성 약물[예를 들면, 신장이식에서 사용되는 면역억제제인 시클로스포린(cyclosporine)]은 혈중 농도를 높이기 쉽다.

• 비만자의 수분

비만자는 지방 비율이 증가하기 때문에 수분 비율은 여성과 같이 저하한다.

• 동물의 수분량

동물의 수분량은 아래와 같이 하등동물일수록 수분이 많다.

양서류(개구리·도롱뇽) 80%
연체동물(오징어·문어) 90%
강장동물(해파리) 95%

• 심해어와 '두부'

어떤 관계가 있을까? 심해 1,000m에 사는 아귀는 지상의 100배에 이르는 수압(100기압)을 견딜 수 있다. 아주 깊은 곳에 서식하는 물고기는 몸에 많은 수분을 가지고 있으며, 수분 투과성(water permeability)이 좋은 피부를 가지고 있기 때문에 몸의 내외부 압력을 동일하게 유지하고 있어 납작해지지 않는다. 두부가 심해에서 부서지지 않는 것도 이 때문이다.

◈ 참고문헌

1. Lee SY, Gallagher D. Assessment methods in human body composition. Curr Opin Clin Nutr Metab Care. 2008 ; 11 : 566-72.
2. Chomtho S, et al. Associations between birth weight and later body composition : evidence from the 4—component model. Am J Clin Nutr. 2008 ; 88 : 1040-8.

3 진화와 물

붉은 여왕 가설: 바다에서 육지로

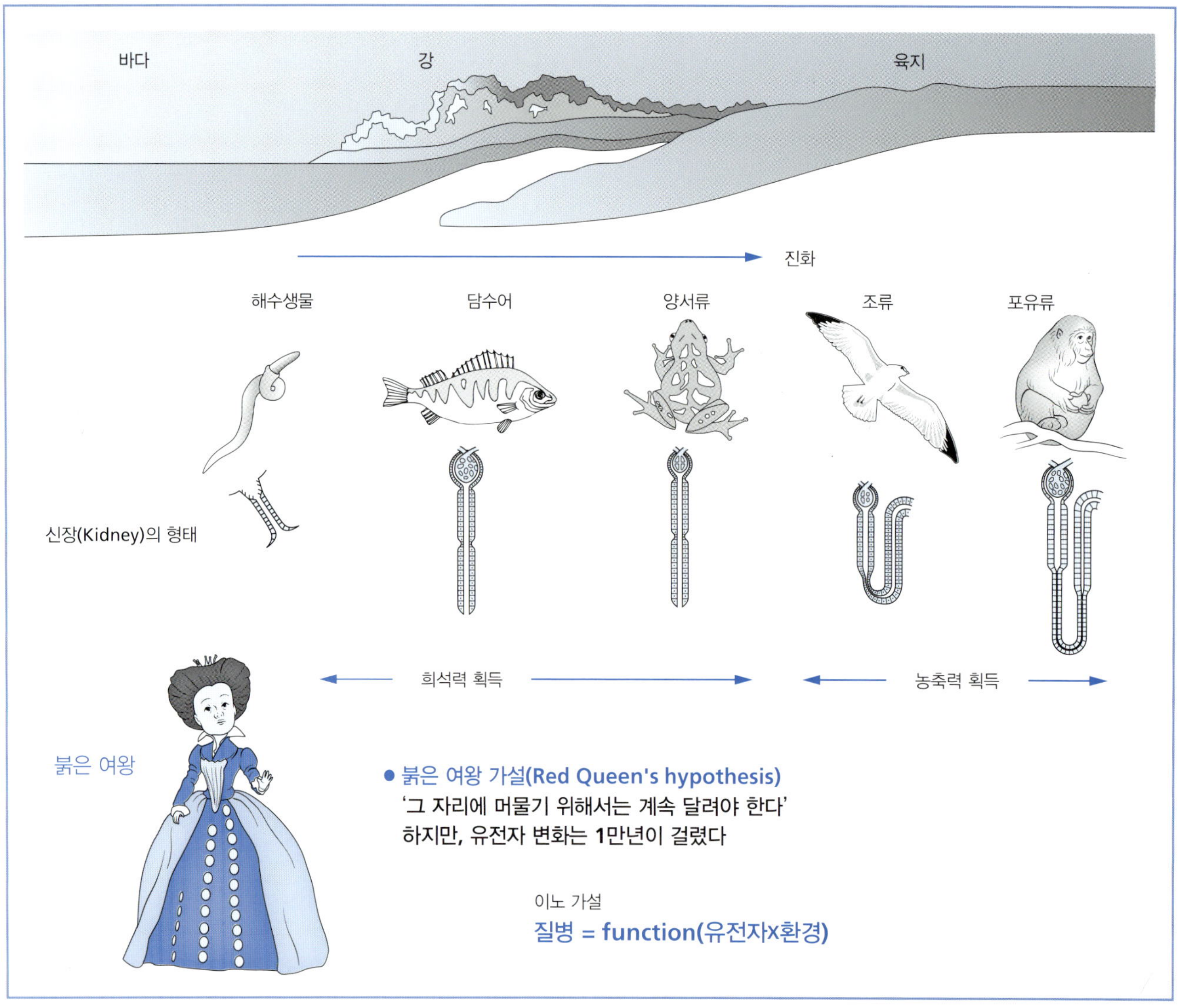

1장에서도 서술하였듯이 생명의 발생은 **원시 바다**에서 시작되었을 가능성이 크다. 생명은 **바다**(**해수**는 염분 농도가 높다)에서 강(염분이 없는 **담수**)으로 이동하고 그리고 **육지**로도 진화하였다. 이 **진화** 과정에서 생명을 유지하기 위하여 당시의 환경을 생체 내에 보전하는 방법이 필요하였다. 예를 들어, 바다에서 강으로 이동하기 위해서 물이 통과하지 못하는 피부와 소변을 희석시키는 신장이 필요하다. 그 이유는 자유롭게 물이 통과하는 피부는 세포 내 염분(원시 바다와 같은 농도라고 여겨진다)이 강물을 흡수하면 몸을 붓게 만들기 때문이다(민달팽이에게 소금을 뿌리는 것과 반대의 관계). 게다가 영양공급을 위해 담수를 마시기 때문에 흡수된 옅은 물을 배설하기 위해서 옅은 소변을 만들 수 있는 신장도 필요하게 된다(**희석뇨**). Claude Bernard는 이와 같은 몸 속의 **세포 내, 세포 외 환경을 내부환경(milieu interieur)**이라고 불렀다.

내부환경을 크게 세포 내와 세포 외로 나누어 생각할 수 있다. **세포 내 환경**은 모든 생명 발생 시 세포막으로 감싸인 원시 해양과 비슷하며, **세포 외 환경은** 육지 생활을 하거나 담수 생활을 하기 위해 바다에서 자립했을 때의 조직과 닮아있다. '**개체 발생은 계통 발생을 반복한다**'라는 **Haeckel의 주장**과 같이 포유동물과 어류의 발생은 닮아 있다는 것으로 바다에서부터 육지까지 진화 과정을 반복하고 있는 것이다. 원시 바다와 비교해 현재의 바다는 Na^+ 농도가 높지만, 이것은 암석 등에 포함된 Na^+염이 점점 녹아내려 바다와 섞이고 있기 때문이다.

• Haeckel Ernst의 반복설

Haeckel Ernst는 19세기 발생학자이며 반복설을 제창하였다. 반복설이란 '개체 발생은 계통 발생을 반복한다'는 것으로 포유동물도 수정에서 생태가 정해질 때까지 진화의 길을 반복한다는 설이다. 지금으로서는 그다지 받아들여지지 않지만 진화의 중요한 부분은 반복하고 있다는 것이라고 생각된다. 예를 들어, 사람의 발생 단계에서도 아가미가 있었던 시기가 분명히 존재한다는 것이다.

• 아메바의 수분조절

단세포 아메바는 세포막의 수분 투과성이 있으며, 세포 내 높은 삼투압으로 인해 수분이 세포 내로 들어가게 된다. 원래대로라면 팽창되지만, 아메바는 부레로 팽창을 막고 있다. 부레는 세포 내에 수분이 머물면 수분을 흡수하여 커지고 어느 정도 커지면 세포 외로 배출한다. 이 기구로 세포 내에서의 수분 저류를 막을 수 있다.

• 내부환경(milieu interieur)

Claude Bernard이 사용한 단어로, 생물이 살아가기 위해서는 항상성(homeostasis)을 유지할 필요가 있다고 서술하였다. 항상성이란 수분 전해질을 포함하여 변화가 적은 상태이며 인간에게는 세포외액이나 세포내액이 내부환경에 해당한다. 생명이 진화 과정에서 새로운 환경으로 진출할 때에 필요한 원래 환경을 내부에서 유지할 필요가 있다. 예를 들어, 육지로 진출할 때에는 파충류 쪽이 종류도 많고 과거에도 번영하였다. 그 이유는 파충류가 물을 통과시키지 않는 알로 번식을 취했기 때문이다. 알 속의 환경을 일정하게 유지할 수 있는 것이 진화의 중요한 포인트가 되었다.

• 세포 내 환경

내부환경 속에서도 가장 기본적인 환경인 세포 내 환경은 세포벽이 만들어 졌을 때의 원시 바다와 비슷하다고 생각된다. 화석에서 연부조직의 정보(특히 전해질)는 얻을 수 없기 때문에 추측하건대 그 당시 바다의 Na^+ 농도는 그다지 높지 않고 현재의 생물 세포내액의 Na^+ 농도(5mEq/L)에 가까웠을 것이라고 생각된다. 예를 들어, 적혈구의 Na^+ 농도를 조사하면 대부분의 동물에서 유사하게 나타난다. 이것은 놀라운 일이며 외부 환경이 다르더라도 내부환경은 비슷하게 유지하고 있다는 것을 시사한다. 동물 진화의 관점에서 보면 기본적인 부분은 거의 변하지 않는다.

• 세포 외 환경

세포 외 환경의 성립은 생명이 바다에서 아주 다른 환경의 강(또는 바다와 강의 중간인 기수역)으로 진출하였을 때 바다의 환경이라고 착각할 수 있다. 생물이 육지로 올라간 시기도 이 바다에서 강으로 진화하는 시기와 그다지 다르지 않았기 때문에 그대로 육지생물 세포외액으로 보존·고정되었다. 대부분의 육지 포유동물의 세포외액 조직이 같은 것은 진화 과정을 그대로 보존하고 있는 것을 나타낸다. 육지로 진출했을 때의 바다는 세포벽이 생겼을 때의 바다와 비교하면 Na^+ 농도가 상승하고 있어, 현재의 포유동물 세포외액 Na^+ 농도(140mEq/L)에 가깝다고 추측할 수 있다.

• 바다의 Na^+ 농도

현재 바다의 Na^+ 농도는 약 500mEq/L이다. 이것은 세포외액 Na^+ 농도 140mEq/L의 약 3~4배이며 세포내액 Na^+ 농도 5mEq/L의 100배에 해당한다. 원시 바다에서 현재의 바다가 되기까지 Na^+ 농도는 점점 증가하고 있다고 추정할 수 있다. 바다의 Na^+은 주로 암석에 포함된 Na^+염이 기본이 되며 비에 씻긴 Na^+이 서서히 바다로 흘러 들어가 바다의 Na^+ 농도를 증가시켰다고 예상할 수 있다.

• 체중 측정의 중요성

체액 균형을 추정하기 위한 가장 정확한 지표는 체중이다. 불감증설(insensible loss)은 추정 영역을 나타내지를 못하기 때문에 부정확하고 단기간의 수분변화를 추정하기 위해서는 체중을 측정하는 것이 가장 좋다. 가능하다면 매일 체중 측정을 실시해 그 변화를 관찰해야 한다.

• 붉은 여왕 가설(Red Queen's hypothesis)

이상한 나라의 앨리스에 등장하는 붉은 여왕은 나쁜 여왕이다(하얀 여왕이 좋은 여왕이지만 백과 흑이 아니라는 점이 재미있다). 이 붉은 여왕이 한 말 중에 “존재하기 위해서는 계속 달려야 한다”라는 말이 있다. 여기에서 유전학의 붉은 여왕 가설이 생겨났다. 이 말은 지구상에 출현한 종들 중에서 현재까지 생존하는 종은 0.1% 이하로 99.9%의 종이 멸종한 것이다. 그 현존하는 종이 살아 남은 이유는 유전자를 끊임없이 변화시켜(계속 달리다) 환경에 적응해왔기 때문이다.

• 진화생태의학(evolutionary and ecological medicine)

長谷川敏彦와 飯野靖彦가 제창한 새로운 의학 개념이다. 현대의학은 서양 르네상스 이후 과학의 발전과 함께 형성되어 왔다. 즉, Virchow의 병리학이나 현미경 발명으로 장기의 이상 등 장기를 기계로 관찰하는 것이 의학의 흐름이 되어 버렸다. 여기에서 인간의 존재를 느낄 수는 없다. 인간은 동물로서 진화해왔으며 이 진화를 고려하며 병리에 대해 생각할 필요가 있다. 예를 들어, 직립보행으로 일어난 뇌혈관 직각분지로 인해 뇌경색이 자주 나타나고 고환 탈장, 수면무호흡증후군(sleep apnea syndrome, SAS)등이 나타날 수 있다. 飯野靖彦는 질병=function(유전자×환경)이라는 식을 제안했다[disease=f(gene×environment)]. 즉, 고혈압은 소금의 과잉, 당뇨병은 칼로리의 과잉이며 기아시대가 길었던 인간의 유전자가 대응할 수 없는 상황에서 일어나는 질환이라고 판단할 수 있다. 이것을 염두에 두면서 치료하고 환자와 의사 모두 인간의 수명에 대해 생각할 필요가 있다.

◈ 참고문헌

1. 長谷川眞理子. 進化生物学への道―ドリトル先生から利己的遺伝子へ. 岩波書店, 2006.
2. 竹井祥郎. 水生から陸生へ：生命進化とナトリウム利尿ペプチド. Modern Physician. 2011 ; 31 : 679-683.
3. Salathé M, et al. The state of affairs in the kingdom of the Red Queen. Trends Ecol Evol. 2008 ; 23 : 439-45.

4 전해질(electrolyte)

물에 녹는 전기를 띠는 입자

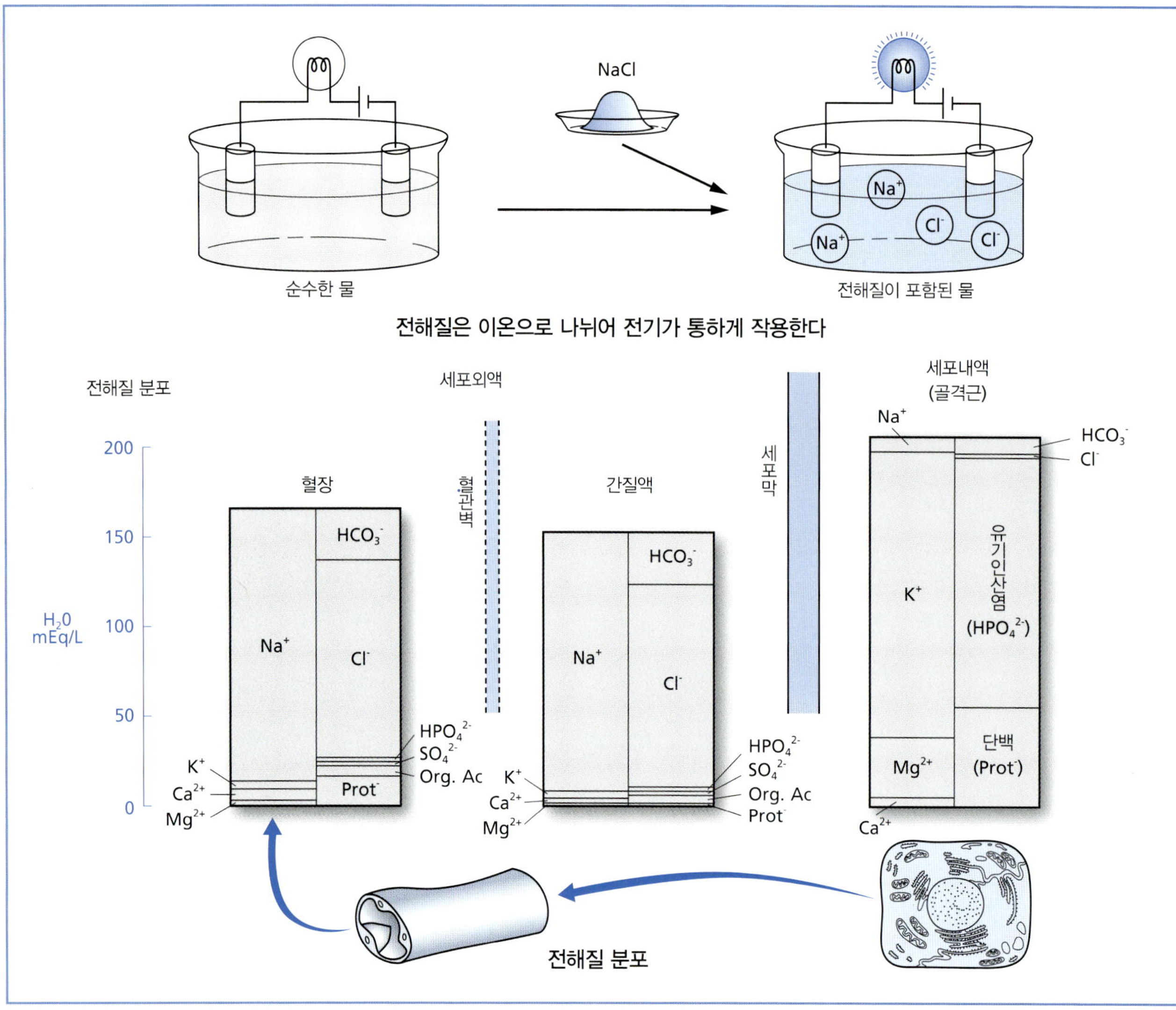

물(순수한 물)에 **전기**를 연결해도 전기는 흐르지 않지만 식염을 물에 푼 **식염수**에서는 전기가 흐른다. 이것은 식염(NaCl)이 물에 녹아 **전하**한 Na^+와 Cl^-로 나뉘어(이것을 이온이라고 한다) Na^+는 음극, Cl^-은 양극으로 이동해 전기(전자-마이너스 이온)를 운반하기 때문이다. 전해질은 이렇게 물에 녹아 전기를 통하게 하는 물질. 한마디로 물에 녹으면 하전(전기적으로 플러스나 마이너스가 된다)되는 물질을 말한다. 예를 들어 식염(NaCl)은 물에 녹으면 90%가 Na^+과 Cl^-으로 나뉜다(**해리도**). 해리되는 물질을 보통 전해질이라고 부른다.

인간의 체액에 포함된 전해질은 그림에 나타냈듯이 **세포내액**과 **세포외액**에서 현저하게 다르다. 3장에서 서술했듯이 진화의 과정에서 생긴 환경적응 과정(진화)이라고 볼 수 있다. 세포외액에서는 주로 **양이온이 Na^+**이며 **음이온은 Cl^-**과 **HCO_3^-**이 있다. 이것과 비교해 세포내액에는 **양이온**으로 **K^+**이 많고 Na^+은 적다. 음이온 조성도 세포외액과 다르다. 이 세포 내외의 **이온 조성 차이**는 **세포막 전위**의 형성이나 **호르몬 수용체 효과 발현**에 중요한 **Ca^{2+}의 흡수**와 같은 역할을 하고 있다.

세포내액 또는 세포외액 이외에도 전해질을 포함하는 장기가 뼈이다. 뼈는 인산칼슘이 함유되어 있어 혈청인 **Ca^{2+} 농도 조절의 저장고**로서 역할을 한다.

• 식염수(saline solution)

0.9% 식염수는 생리식염수라고 불리며 세포외액과 삼투압이 동일하다. 따라서, 조성은 실제 세포외액과는 다르지만 **생리(생체에 맞는)**식염수라고 한다. 생리식염수는 체액외 삼투압과 같으므로(isotonic) 세포외액 상실 시 체액 보급액으로 사용된다.

• 전하수(charge number)

Na^+이나 Cl^-은 + 또는 –가 1개 붙어 있을 뿐이지만(일가

이온), Ca^{2+}이나 Mg^{2+}은 +가 2개 붙어 있다(이가 이온). **전기적**으로 이가 이온은 일가 이온의 2배의 힘을 갖고 있다.

• 비전해질(noneloctrolyte)

물에 녹아도 이온이 되지 않는, 즉 전기가 통하지 않는 물질을 말한다. 생체에서는 **포도당, 요소, 요산, 지질(콜레스테롤, 중성지방)** 등이 비전해질이다.

• 혈액은 전기적 중성

NaCl은 물에 녹아 Na^+과 Cl^-가 되지만 생리식염수는 전기적으로는 중성이다. 좀더 자세하게 설명하면 Na^+과 Cl^-의 수가 동일한 수로 존재하는 것을 의미한다. 혈액에서도 똑같다. 혈액 속의 **양이온(cation)**과 **음이온(anion)**의 수는 동수이며 **혈액은 전기적으로 중성**이다(여기에서 말하는 중성은 어디까지나 전기적인 의미이며 산염기평형에서 사용하는 중성과는 다른 것에 주의해야 한다). 상식적으로 생각했을 때 혈액이 +인 경우에 신체에 자석을 가져다 대면 혈액이 한쪽으로 이동하게 된다.

• Na^+(나트륨)

영어로는 **sodium**이라고 하며 원자량 23으로 **세포외액의 주요 양이온**이다. 세포외액량을 간단하게 말하면 **혈액량을 결정하는 전해질**이다. Na^+은 **사구체여과율, 알도스테론, 심방성 나트륨이뇨호르몬, 신혈류량, 신교감신경** 등에서 조절되고 있다(**23장**).

• K^+(칼륨)

영어로는 **potassium**이라고 하며 원자량 39로 **세포내액의 주요 양이온**이다. 신경전달이나 전해질 운송에 관련된 **세포막의 전위 형성**을 실시하고 있다. K^+은 알도스테론, 산염기 평형, 인슐린 등의 영향을 받는다(**26장**).

• Cl^-(염소)

영어로는 **chloride**라고 하며, 원자량 35.5로 **세포외액의 주요 음이온**이다. 신체에서 음이온의 중요성은 양이온 정도는 아니지만, **산염기평형**에서 HCO_3^-의 증감에 따라 변화한다.

• HCO_3^-[중탄산이온(bicarbonate)]

혈액의 **pH 조절**에 중요한 전해질(**음이온**)로 세포외액에 존재한다. 이 농도에 따라 산염기평형 상태를 추정할 수 있다(**28장**).

• 전해질과 신장

전해질 농도를 조절하는 것은 **신장**이다. 지금까지 서술했듯이 포유동물 등의 육지동물(고래는 육지에서 바다로 되돌아간 포유동물이다)이 **생체 내 체액을 조절**하기 위해서 만들어진 장기가 신장이다. **신장에는 심장에서 나오는 혈액(심박출량 4L/min)**의 **약 25%**가 흘러 들어간다(**신혈류량 1L/min**). 몸속 장기에서는 뇌혈류가 가장 많고 신장은 두 번째이지만 중량비로 생각하면 **신장에서의 혈류량이 가장 많다**(조직 1g당 혈류량). 이것은 **Na-K-ATPase**를 이용하여 Na^+ 등의 전해질을 **재흡수하기 위해 엄청난 에너지를** 필요로 하기 때문이다.

• 전해질의 투과성

Na^+과 Cl^- 등의 전해질은 세포막을 투과하기 위해 수송체나 channel을 필요로 한다. 이 때문에 전해질은 일반적으로 세포막을 투과하기 어렵다. 그에 비해 혈관벽은 내피세포기저막 상피세포로 이루어져 있어서 전해질이 자유롭게 투과한다. 물은 세포막도 혈관벽도 자유롭게 투과한다.

• 체액 균형

최소필요수분량(minimum water requirement)은 체액균형을 생각하면 쉽게 이해할 수 있다. 체액 균형은 수분섭취량, 대사수, 소변량, 불감증설, 배변 중의 수분에서 계산한다. 최소필요수분량은 Out인 최소소변량(400mL)과 불감증설(800mL)의 합계에서 In인 대사수(300mL)을 뺀 양이다.

• 최소소변량

신장 기능이 정상인 경우, 신장은 최고 1,200mOsm/kg H_2O까지 소변을 농축시킬 수 있다. 보통의 식사에 단백질은 약 70g이 포함되어 있다. 이 단백질에서 만들어지는 요소를 배설하기 위해서는 400mL의 소변량이 필요하다.

• 대사수(metabolic water)

식사 시 탄수화물이나 지질이 대사되어 에너지로 사용될 때 발생하는 수분이며 식사에 포함되어 있는 수분과는 다르다. 예를 들면, 두부에 포함된 수분은 대사수가 아니며 수분섭취량에 포함된다.

• 불감증설(insensible loss)

불감증설은 피부에서 증발하거나 호흡을 통해 체외로 소실되는 수분량을 말한다. 호흡은 그 중에서도 큰 부분을 차지하고 있으며 호기 중 습도는 100%이며 열대지방 주민에게서 이 불감증설량은 무시할 수 없다. 외계온도가 30℃에서 1℃ 상승할 때마다 불감증설은 15% 증가한다. 물론 발열 시에는 발한으로 수분 손실이 나타나지만, 땀으로 느낄 수 있으며 기본적으로 불감증설에 포함하지 않는다. 불감증설량은 성인의 경우 [15×체중(kg)]mL이다.

◈ 참고문헌

Berend K, et al. Chloride : the queen of electrolytes? Eur J Intern Med. 2012 ; 23 : 203-11.

5 전해질의 단위

mEq, mM

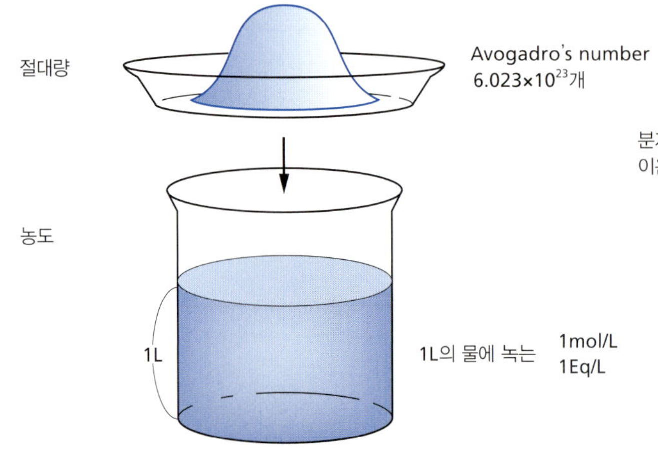

절대량과 농도의 차이

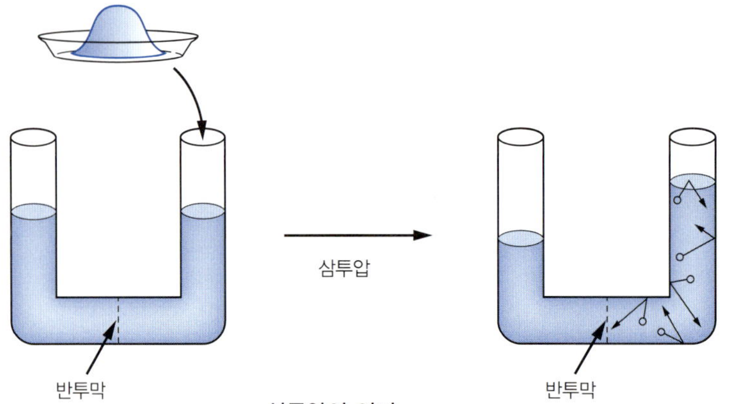

삼투압의 의미

수분 전해질의 입문에서 좌절하는 이유 중 하나는 **단위를 이해하기** 어렵기 때문이다. 하지만, 이것은 암기하는 것 말고는 다른 방법이 없고, 그다지 어렵지도 않다. 수분 전해질을 말할 때의 단어와 같은 것이라고 생각하는 것도 하나의 방법이다. 그런데 기호가 많이 있는 것도 아니다. 전해질 원소의 양을 나타내는 **mole**, 무게를 나타내는 **mg**이나 **g**, 전해질에 용해된 이온의 양을 나타내는 **mEq/L(이온 Eq)** 등 밖에 없다.

한번 정도는 정확한 정의를 기억했다가 잘 모를 때에 이 책을 펼쳐보면 된다.

전해질(이온)의 단위는 **mEq**이다(**절대량**). 이것이 1L의 물에 녹으면 1mEq/L가 된다(**농도**). 또한 mEq은 Eq의 1/1,000 단위이지만, Eq는 인체의 전해질을 다룰 때 거의 사용하지 않으므로 잊어도 상관없다. mEq는 물에 녹아 이온화된 전해질에 사용하지만, 물에 녹아도 이온화하기 어려운 전해질도 있다. 예를 들어 전해질 중 Ca의 총량을 표시할 때 mg/dL이나 mM/L을 사용하는 경우도 있다.

삼투압 단위는 **mOsm/kgH$_2$O**로 표시하며 삼투압에 대해서는 7장에서도 서술하겠지만 입자운동에 의해 물을 잡아 당기는 힘을 나타낸다. 삼투압은 세포 사이 및 혈관 내외의 수분 움직임에 중요한 영향을 끼친다.

• 용액

액체인 물질이 녹아 있는 상태를 **용액**이라고 하며 녹아 있는 물질을 **용질**, 녹이는 액체를 **용매**라고 한다. 예를 들어 식염수에서 식염이 용질이며 물이 용매이다.

• Mole

물질의 수를 기본으로 하는 단위가 **mole**이다. 어떤 물질이 일정한 수[**아보가드로수(avogadro's number)**]로 있을 때 1mole이라고 부른다.

• Avogadro's number

1mole 물질(분자)의 수이며 **6.02257×10^{23}**개이다. 즉, 1mole의 NaCl도 1이온 Eq의 Na$^+$, Cl$^-$ 모두 Avogadro's number가 존재한다.

• 농도와 절대량의 차이

액체를 다룰 경우, 녹아있는 물질(용질)의 **농도**와 용기에 들어가 있는 물질의 양(**절대량**)을 구별할 필요가 있다. 소변 중 Na^+ 배설량을 예로 들면 일반 병원의 검사표에서는 mEq/L라는 농도의 결과로 나타낸다. 여기에서 1일 Na^+ 배설량을 조절하여 염분섭취량을 추정하도록 하는 경우, 농도를 이용하는 것은 적절하지 않을 수도 있다. 사람은 보통 하루에 1~2L의 소변을 배설하는데 Na^+ 배설량은 소변량이 2L인 경우에는 이 농도를 2배로 할 필요가 있다. 따라서, **절대량을 나타내는 경우에는 mEq를, 농도를 나타낼 때는 mEq/L를 사용한다**. 따라서 /L이 붙은 경우에는 농도를 나타낸다.

• Eq

Equivalent(당량)의 약어이며 이온의 양을 표시하는 단위이다. 이온 농도도 Avogadro's number를 기준으로 한다. 음이온[전자(마이너스)] 또는 양이온[양자(플러스)]이 Avogadro's number로 모인 것이 1Eq이다. 그 1/1,000이 mEq이다.

• 이온(ion)

이온은 전하되는 물질을 표시한다. 즉, 플러스나 마이너스의 전기를 띠는 물질이 이온이다. 어떤 종류의 물질에서는 이온 상태인 쪽이 에너지로서(열역학적으로) 안정되어 있고 이온 형태를 취한다. 예를 들어 식염(NaCl)을 물에 녹이면 90%는 이온화하여 Na^+과 Cl^-으로 분리(**전리**)된다. 단, 물에 녹지 않을 때는 이온화 되지 않고, mEq의 단위는 사용할 수 없다. 이와 같은 경우에는 mole이나 mg을 사용한다.

• Molar과 molal의 차이

Molar은 molarity의 약어로 1L **용액 중** 용질의 mole 수를 나타낸다(용률 mole 농도). Molal은 molality의 약어로 1,000g **용매 중** 용질의 mole 수를 표시한다(중량 mole 농도). 화학실험 등에서는 구별할 필요가 있지만 일반 임상에서는 그다지 신경 쓰지 않는다. 단지, '스펠링이 달라요'라고 질문하는 것은 스스로의 지식이 모자라는 것을 알려줄 뿐이다.

• 삼투압(osmotic pressure)

반투막(물은 통과하지만 용질은 통과하지 않는 막)으로 가로막혀 있지만, 진한 액체와 엷은 액체를 넣으면(**아래쪽 그림** 참조) 물은 진한 용액 쪽으로 이동하여 액체의 농도를 떨어트리는 작용을 한다. 이것을 삼투압이라고 하며 단위는 **$mOsm/kgH_2O$**로 나타내며 중량 mole 삼투압 농도[osmolality: 1kg의 물(용매) 속에 존재하는 입자 mole 수]이다. $1mOsm/kgH_2O$는 37℃에서 19mHg의 **정수압**에 해당한다.

• Ca 단위

일상 임상에서 몇 가지의 Ca 단위가 사용되어 혼란을 초래하고 있다. 보통, mg/dL, mM/L, mEq/L 등이 사용된다. mg/dL는 100mL 용액 속에 포함된 Ca의 중량 mg이며, mM/L는 1L 용액 속의 Ca의 mole이고, mEq/L는 1L 속의 Ca^{2+}의 이온 농도이다. 각각의 수치는 Ca 원자량이 40인 것을 알고 있다면 간단하게 구할 수 있다. 예를 들어, 10mg/dL의 Ca은 1L에서는 10배가 되어 100mg/L가 된다. 이것을 원자량으로 나누면 mole이 된다. 즉, 100/40=2.5mM/L가 답이 된다. 이것으로 이온 농도를 구하면 Ca^{2+}은 이가 이온(플러스가 2개인 하전을 가리킨다)이 되므로 **완전히 전이(dissociation)하게 되면** 이온 농도는 mole의 2배가 된다. 즉, 2.5mM/L×2=5mEq/L이 답이 된다. 그러나, Ca이 복잡해지는 것은 Ca이 혈액에서 약 50%만 이온화되기 때문이다. 그 외, 혈중 단백질과 결합하는 Ca이 47%, 인산칼슘, 탄산칼슘 등의 형태는 3%가 된다. 따라서, 이온화 Ca^{2+} 농도는 절반인 2.5mEq/L가 된다. 병원의 검사표에서 10mg/dL와 5mEq/L의 Ca 농도는 같다고 생각해도 무관하다. 단, 이 경우의 이온화 Ca^{2+} 농도(free Ca^{2+})는 10mg/dL의 1/4인2.5mEq/L이라고 예상할 수 있다.

• Mg/dL에서 mEq/L로의 환산식

Ca^{2+}에 대해 설명했듯이 mg/dL에서 mEq/L로 환산하는 것은 물질 원자량을 알고 있다면 간단하게 할 수 있다. 즉,

mEq/L=mg/dL×10×원자가/원자량

으로 표시된다. 여기에서 10을 곱한 이유는 dL를 L로 나타내기 위한 것일 뿐이다. 원자가는 하전의 수를 말하며 Ca^{2+}이라면 이가(플러스가 2개 하전되고 있다) 이온이다. Na^+, K^+, Cl^-은 일가 이온이다. 단, 완전히 전리하기 위해서는 조건이 있지만 Ca^{2+}은 해당되지 않는다. 따라서 Ca 중량을 표시할 때는 mg/dL, 이온화 Ca^{2+}으로 농도를 표시할 때에는 mEq/L를 사용하는 것이 적절하다.

• 식염함유량

식품 표시에서 **NaCl 1g/1(봉)** 등으로 기재되어 있다. 일본에서 식염함유량으로 표시되고 있지만 미국에서는 때때로 Na 함유량으로 표시한다. 즉, **Na 1g/1(봉)**이다. 어느 쪽이 더 많을까? 물론 NaCl 분자량 58.5로 나눈 17mEq(일본)와 23으로 나눈 43mEq(미국)의 차이로 표시된다. Na 함유량에서 NaCl 식염함유량으로 변환하기 위해서는 2.5를 곱하면 된다.

◈ 참고문헌

1. Up To Date : Chapter 1B : Units of solute measurement.
2. Sam R, Feizi I. Understanding hypernatremia. Am J Nephrol. 2012 ; 36 : 97-104.

6 전해질 조절의 진화

세포 내외의 Na^+ 농도 차이

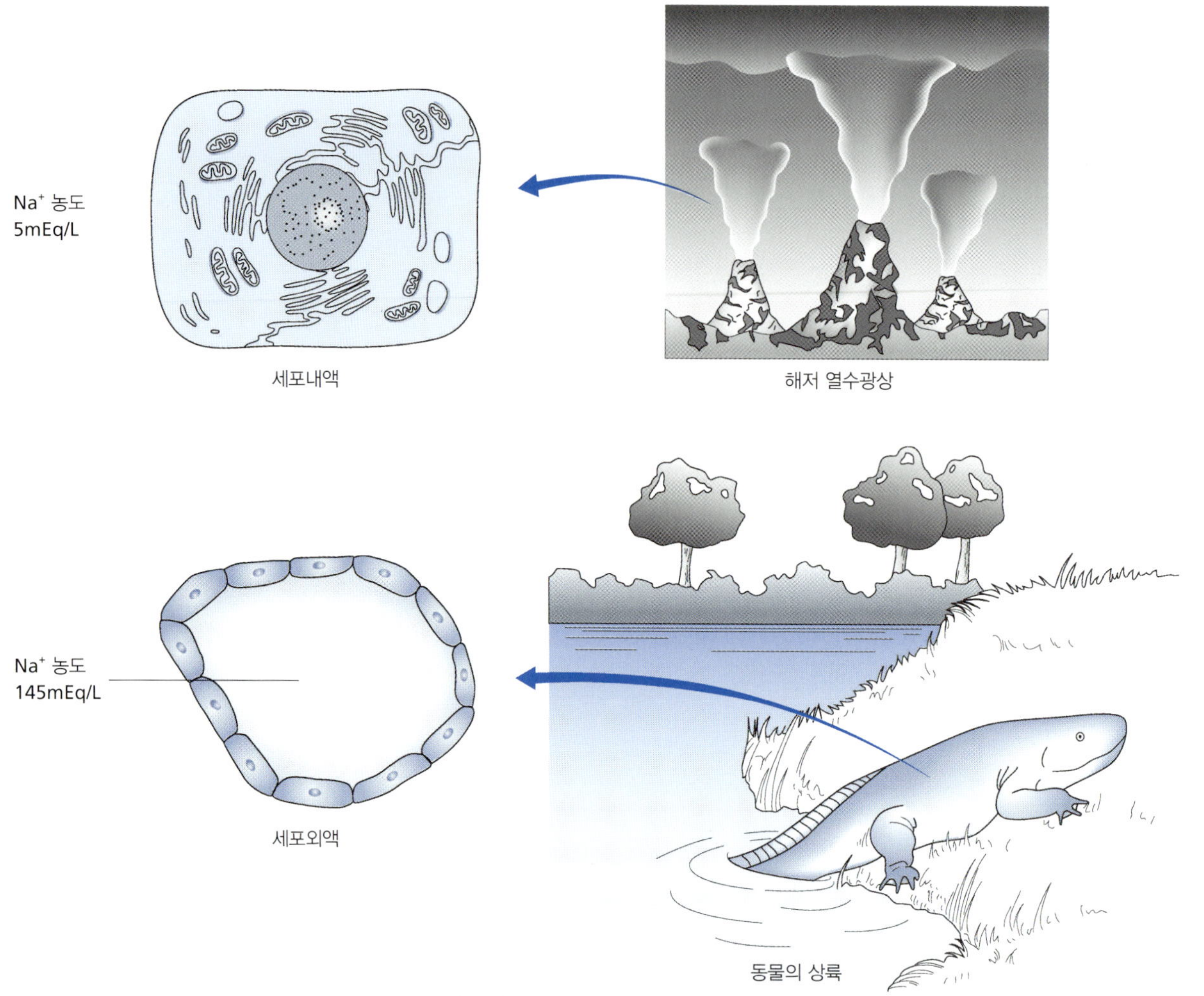

세포내액과 세포외액의 Na^+ 농도

세포외액 속의 Na^+ 농도는 사람을 포함하여 대부분의 육지 척추동물에서 비슷하게 나타난다. 이러한 진화 단계는 바다와 떨어져 육지로 상륙한 **생물들의 조상이 모두 같다는 것을 시사한다.** 예를 들어, 대부분의 포유동물의 적혈구 속 전해질 구성에서도 Na^+ 농도는 거의 같다. 그럼 왜, **세포 내 Na^+ 농도와 세포 외 Na^+ 농도가 다를까?**

생명체의 진화 과정은 바다에서 육지로, 새로운 환경으로 순응하였지만, 내부환경을 원시 환경으로 유지할 필요가 있었다. 사람이 모체 내의 양수 속에서 탄생하여 성장하는 것과 같은 이치이다. 즉, **세포 내 환경(세포 내 Na^+ 농도)이란 바다에서 생명이 탄생하고 세포막을 형성하던 시대**의 Na^+ 농도를 세포 내에서 유지한 결과이다. 이 후, 해수는 점점 Na^+ 농도가 증가되어, **생명체가 바다에서 육지로 진화할 때** 세포외액으로 그 시대의 해수 Na^+ 농도를 세포 외에 유지한 것이다. 따라서, 생명 기원이 하나라고 생각되는 현재, 육지생명의 세포외액이 닮아 있는 것은 당연하다고 말할 수 있다.

이 **세포외액 구성을 유지하고 있는 것이 신장**이다. 그래서 육지동물의 신장은 고도로 진화되어 있지만, 어류나 양서류는 원시적이다.

• 척추동물의 세포외액

어류는 생활 환경에 따라 세포외액의 삼투압이나 Na^+ 농도를 변화시키지만 신기하게도 육지 척추동물은 삼투압(약 300mOsm/kgH_2O)도 Na^+ 농도(100~180mEq/L)도 변화하지 않는다. 어류에서는 진화 과정에 순응하여, 요소를 통해 삼투압 조절을 하는 경우가 있다. 예를 들어, 원구류인 먹장어(hagfish)의 세포외액은 현재의 해수 구조와 거의 같다.

• 단백질 대사산물

진화 과정과 생활 환경에 따라 단백질 최종 대사산물이 다르다. **포유류의 단백질 최종 대사산물은 요소이지만 어**

류 및 파충류는 요산이며, 캐비어로 유명한 철갑상어와 같은 경골어류는 암모니아이다. 수중 생활을 하는 하등 척추동물(사람이 상등이라고는 생각하지 않지만)의 대부분이 **암모니아 배설**을 한다. 암모니아는 수용성이라 배설하기 쉽기 때문이며 이것은 아가미에서 Na^{+}과 교환되어 배설된다. 하지만, 진화의 과정에서 육지 생활을 시작하게 되면 암모니아 축적은 세포독소가 되므로 위험하다. 여기서 양서류는 단백질 최종 대사산물을 **요소**로 바꿨다. 이러한 요소는 물에 녹아 세포막을 자유롭게 확산하지만, 세포에 대한 독성은 없다. 단, 요소의 배설에는 다량의 수분이 필요하기 때문에 수분결핍 위험이 있는 육지생명체 중에는 단백질 최종 대사산물이 **요산**인 경우도 있다. 소변 농축기구가 없는 파충류는 수분을 거의 필요로 하지 않는 요산 배설 쪽이 유리하다. 포유류는 소변 농축기구가 발달하여 소변 농축으로 수분을 절약할 수 있다.

• 요소의 중요성

어떤 종류의 해수어나 양서류는 체액 속의 요소 농도를 증가시키고 삼투압을 높여 수분 손실을 막고 있다. 예를 들어, 아프리카 폐어는 혈액요소농도가 2,800mg/dL이나 되는(인간의 100배) 수분을 유지하고 있다. 포유류에게서는 신유두부 간질 삼투압을 상승시켜 농축 기능에 중요한 역할을 담당한다(**18장**).

• 실러캔스(coelacanth)의 체액

살아있는 '시체'가 아니라 화석인 실러캔스는 양서류의 선조에 가까운 물고기라고 생각되지만(즉, 파충류나 포유류의 선조), 세포외액 삼투압은 해수와 비슷한 약 900mOsm/kgH_2O이며 Na^{+} 농도는 약 200mEq/L이다. 따라서 절반인 삼투압은 요소로 형성되어 있다. 삼투압 물질이 요소로 구성되어 있는 것은 연골어류이며 저삼투압 체액을 갖는 경골어류보다는 진화상 위에 해당한다.

• 진화와 Ca^{2+}

진화 과정에서 **척삭생물**이 우위를 차지한 이유에는 두 가지가 있다. 첫 번째는 **척추의 형성**이다. 삼엽충 등의 **외골격**과 비교해 척추(**내골격**)는 역학적으로 몸이 커지게 할 수 있다. 두 번째 이유는 **인산칼슘**의 이용이다. 연체동물인 패류의 **조개 껍데기는 탄산칼슘**으로 이루어진 매우 단단한 골격이다. 또한, 삼엽충의 외골격도 유기산과 Ca^{2+}으로 이루어진 딱딱한 껍데기이며 이와 같은 딱딱한 껍데기는 적으로부터 공격을 방어하기에 매우 좋다. 하지만, 잘 녹지 않는다는 결점이 있어 세포가 필요할 때 Ca^{2+}을 이용할 수 없으며, 진화 과정에서 변화에 순응하기도 어렵다. Ca^{2+}은세포 기능에서 중요한 역할을 담당하며 그 저장고로서 뼈가 움직이고 있다. 즉, **Ca^{2+}이 과잉일 때 뼈에 축적되며, Ca^{2+}이 부족할 때, 뼈에서 방출되기 때문이다**. 이 활동을 위해서는 **녹기 쉬운 인산칼슘이 탄산칼슘보다도 유리**하다.

척추가 있는 물고기가 대형 물고기에게 쫓겨 강으로 도망쳐 온 것이 동물이 담수로 진출한 이유라고 생각된다. 해수와 비교해 담수의 Ca^{2+} 농도는 1/10~1/100이며 체액 중의 Ca^{2+} 결핍을 막기 위해 척추동물의 뼈(Ca^{2+} 저장고)가 그 역할을 하고 있다.

• 강에 사는 새우의 위석

강에 사는 새우의 위에는 2개의 돌이 존재한다. 그 이유는 강에는 Ca이 적기 때문에 탈피할 때 껍데기의 Ca을 위석으로 옮기고, 껍데기를 부드럽게 바꾼 상태에서 탈피하고(Ca 상실을 적게 하여), 탈피가 끝나고 새로운 껍데기가 만들어지고 나서 위석의 Ca을 다시 이동시키기 때문이다.

• 신장의 진화

척추동물의 신장은 신구(nephrostoma)는 있지만 사구체가 없는 **전신(pronephron)**, 양쪽 모두 있는 **중신(mesonephron)**, 사구체만 있는 **후신(metanephron)**으로 진화해왔다. 물론 사람은 후신이다. **어류, 양서류, 파충류는 소변 농축기구에 중요한 Henle loop가 존재하지 않는다. 물에서 떨어져 생활할 수 있는 가능성을 갖는 어류와 포유류에는 Henle loop가 존재한다.** 단, 조류의 신장은 포유류형 네프론이 적으며 파충류형 네프론이 우위에 있다. 또한, loop도 그다지 많지 않기 때문에 소변 농축력은 강력하지 않다.

• 고래의 신장

고래는 바다를 좋아하는 포유류로 육지 생활에 염증을 느끼고 바다로 돌아갔다고 한다. 하지만, 이미 육지 생활에 적응한 신장으로 수중에서 생활하는 것은 무리가 있기 때문에 소변 농축기구를 발달시켜 매우 높은 농축뇨를 배설하고 해수에 순응하고 있다.

• 공룡의 신장(kidney of dinosaur)

파충류나 조류의 선조는 공룡이라는 설도 있다. 그럼 공룡은 어떤 신장을 갖고 있을까? 포유류와 같은 Henle loop는 없었다고 예상할 수 있다. 그 이유는 물 근처에서 생활했으며 건조지대에서는 장기간 머물지 않았을 것이다. 단백질 최종 대사산물은 파충류나 조류와 같은 요산이다. 즉, 공룡이 살던 곳은 하얀 변으로 가득했을 거라고 생각된다. 영화 『쥬라기 공원』에서 이러한 장면은 없었지만…

새와 공룡의 공통점은 손가락이 3개인 것이지만, 새는 II, III, IV 손가락이 발달했고 공룡은 I, II, III 손가락으로 발달했다. 왜일까?

◈ 참고문헌

Hunter T. Why nature chose phosphate to modify proteins. Philos Trans R Soc Lond B Biol Sci. 2012 ; 367 : 2513-6.

7 전해질과 삼투압

하전의 수와 입자의 수

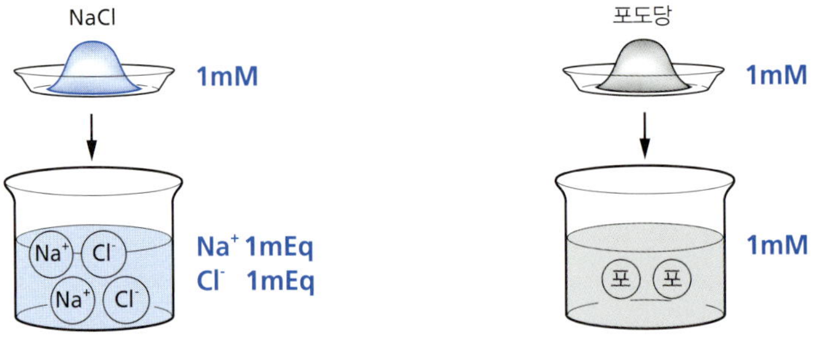

삼투압 (입자의 수)	2mOsm	1mOsm

전리하면 입자가 늘어나므로 전리하지 않는 물질보다도 삼투압이 높아진다

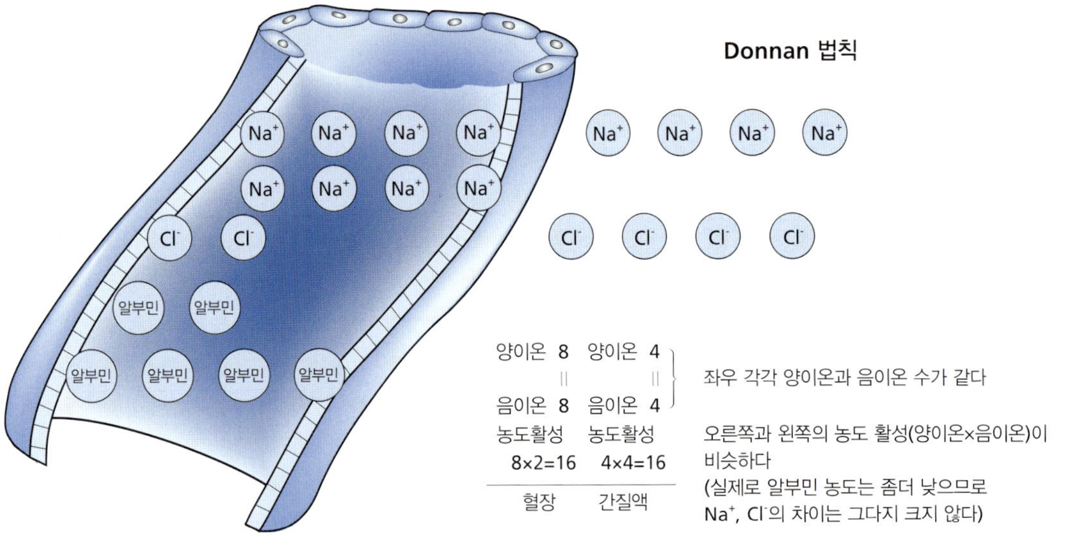

삼투압은 전리(ionization)한 물질 쪽이 높다

전해질, 특히 **Na^+, K^+, Cl^-**은 분자량이 적고 세포외액에 풍부하게 존재하는 것으로 **혈청 삼투압 물질(입자의 수가 삼투압을 결정한다)**로서 중요하다. 전해질은 각각 생체에 있어서 여러 작용을 하지만, 그 외 모든 전해질이 입자로서 삼투압을 갖고 있다. 세포 내외의 삼투압은 같으며(서로 다른 조직도 있지만) 세포외액에서는 Na^+이, 세포내액에서는 K^+이 그 역할을 담당하고 있다.

세포외액의 삼투압은 대부분 계산할 수 있고 **2×(Na^++K^+)+포도당/18+요소/2.8**로 표시한다(포도당을 18로 나누는 것은 포도당 분자량이 180, 요산을 2.8로 나누는 것은 요산 중 2개의 N 분자량이 14×2=28이기 때문이다). 2배로 한 이유는 양이온(Na^+과 K^+) 외에 **양이온과 동수의 음이온이 존재하기 때문이다**(어느 쪽이든 모자라게 되면 세포외액이 전기적으로 중성이 되지 않고 자석에 붙게 된다). 단, 이 중에서 **요소는 세포막을 자유롭게 투과**하므로 세포 내외의 삼투압 차이는 중요하지 않다.

일가 이온(Na^+ 등)과 **이가 이온**(Ca^{2+} 등)에서는 전기적으로 이가 이온이 2배의 힘을 갖지만, 삼투압으로서의 힘은 같다(입자 수가 문제). 하지만, 이온은 1개의 입자로 셀 수 있기 때문에 같은 수의 전해질을 물에 녹인 경우 그림과 같이 완전히 전리하지 않는 물질 쪽이 양이온과 음이온으로 나눠지기 때문에 전혀 전리하지 않는 물질과 비교하여 2배의 삼투압을 발휘한다.

• 삼투압 입자의 수

같은 수의 전해질이라도 전리도가 높은 물질이 삼투압 효과가 크다. 이것은 이온화된 전해질은 양이온도 음이온도 1개의 입자로서 셀 수 있기 때문이다. 따라서 전혀 전해되지 않은 물질(예를 들어, 포도당)은 1개의 입자로 셀 수 있지만 거의 완전하게 전해되는 NaCl은 2개의 입자로 셀 수 있다.

절반이 전리하는 경우에는 1.5의 입자로 셀 수 있다.

• 세포외액 삼투압

세포외액에서 삼투압에 관여하는 전해질은 양이온으로 대부분이 Na^+이며 K^+이 약간 영향을 준다. 음이온에서는 Cl^-과 HCO_3^-이 주요한 이온이다. Na^+과 Cl^-으로 290mOsm/kgH_2O이며 혈청 삼투압 300mOsm/kgH_2O의 대부분을 이 이온이 차지하고 있다.

• 세포내액 삼투압

세포내액 구성은 **4장**에서 나타냈듯이 양이온은 K^+과 Mg^{2+}이며 음이온은 HPO_4^{2-}과 HCO_3^- 및 단백질로 세포외액과는 크게 다르다.

• 삼투압 측정

일반적으로 혈청이나 소변의 삼투압은 용질의 농도에 따른 빙점강하의 변화로 측정한다. 이것은 용액 속의 입자 수가 증가하면서 용액이 빙점강하하는 것을 이용한 측정법이다. 즉, 입자가 증가하면 얼리기 어려워진다.

• Osmolality

삼투압 농도를 표현하는 1개의 단위이다. mOsm/kgH_2O로 표현하며 물 1kg에 어느 정도의 삼투압 물질이 존재하는가를 나타낸다(중량 mole 삼투압 농도). 빙점강하로 측정할 수 있다.

• Osmolarity

역시 삼투압 농도를 표현하지만 이 단위는 mOsm/L로 표현하며 물 1L에 어느 정도의 삼투압 물질을 포함하고 있는가를 나타낸다(용률 mole 농도). Osmolality와의 차이는 용적단위와 중량단위의 차이가 있다. 4℃에서는 양쪽 모두 같은 수치이지만(4℃에서는 물 1L가 1kg이 되며 4℃보다 고온이나 저온이라도 물의 용적은 증가한다), 그 이상의 온도에서는 다르다. 또한, 혈청 중 고형물 존재로 영향을 받는다.

• Donnan 법칙

혈청과 세포외액에서의 전해질 구성은 약간 다르다. 그 이유는 Donnan 법칙이 있기 때문이다. 임상에서는 그다지 문제가 되지 않지만 일단 전해질의 기초지식으로 알아두면 좋다. 이것은 막을 경계로 투과성 전해질(Na^+, Cl^-)과 비투과성 전해질(알부민 음이온)이 공존할 때, 전해질이 어떻게 분포되어 있는가를 측정할 수 있는 법칙이다. '막의 각 양쪽에서 양이온과 음이온인 하전 수가 비슷하고, 더욱이 한쪽 **투과성 이온**인 (양이온×음이온)의 면적이 다른 한쪽의 투과성 이온 면적과 비슷하다' 는 법칙이다. 그림 **아래**에 표시했듯이 왼쪽에 알부민 음이온이 존재하면 좌우의 이온 수가 다르게 된다. 복잡해 보이지만 이 법칙은 간단하게 이해할 수 있다, 즉, 좌우의 그림에서 양이온과 음이온의 수가 같다는 것은 전기적으로 중성이 되는 것으로, 가장 안정적이라고 이해할 수 있다. 게다가, 막을 통해 좌우의 투과성 이온 농도활성(양이온×음이온)이 비슷한 곳에서 이온의 이동이 평형상태가 되며 이 2개를 나타낸 것에 지나지 않는다. 생체에서는 혈장(음이온이며 알부민을 포함)과 조직간액의 사이(혈관벽은 일반적으로 알부민을 통과시키지 않는다)에서 성립되는 법칙이지만 실제 임상에서 고려할 필요는 없다.

• 혈청 단백질의 삼투압

혈청 단백질은 분자량이 크기 때문에 삼투압 수치에 미치는 영향은 적다. 예를 들어, 7g/dL의 총단백질을 삼투압으로 표현하면 아주 낮은 1.3mOsm/kgH_2O이다. 하지만, 혈청 속의 삼투압을 형성하는 전해질은 거의 혈관벽을 자유롭게 투과하기 때문에 **혈관 내외**의 삼투압 차이로서 혈청 단백질은 중요하다(특히 알부민).

• 부종과 삼투압

부종은 간질에서 Na^+과 물이 저류한 상태이며 알부민으로 인한 삼투압(이것을 **교질 삼투압**이라고 한다)과 정수압으로 인해 결정된다(Starling 법칙. **29장**). 교질 삼투압이 저하하는 간경변에서는 혈관 내 교질 삼투압이 저하하고 간질에서 수분이 저류한다. 게다가 정맥으로 교질액이 돌아오지 않는 경우, 임파에서 처리된다. 일반적으로, 1L 정도의 임파유량이지만, 간경변에서는 20L에서도 증가하는 경우가 있다.

• 주사 통증

주사가 아픈 이유는 바늘이 찌르기 때문이다. 그 외로 혈청과 삼투압이 다른 약물은 통증을 일으킨다. 너무 고삼투압 용액을 점적하면 혈관 세포가 장애되어 정맥이 찌부러진다. 그래서 근육주사나 정맥주사라도 용해액은 혈청 삼투압과 같이 만들어 둔다(생리식염수, 5% 포도당액).

◈ 참고문헌

1. Cheuvront SN, et al. Physiologic basis for understanding quantitative dehydration assessment. Am J Clin Nutr. 2013 ; 97 : 455-62.
2. Baltz JM. Media composition : salts and osmolality. Methods Mol Biol. 2012 ; 912 : 61-80.

8 혈청의 전해질과 삼투압

알코올 중독에는 술

[계산식]

$$\text{혈청 삼투압} = 2(Na^{+} + K^{+}) + \frac{\text{포도당(mg/dL)}}{18} + \frac{\text{요소(mg/dL)}}{2.8}$$

유효 삼투압: 긴장성 (effective osmolality) Na^+, K^+, 포도당, 만니톨, 글라이신

무효 삼투압 (ineffective osmolality) 요소(BUN, 에탄올, 메탄올, 글리세롤)

Urea dose not contribute to tonicity, dose not provide H_2O retention!
(요소는 세포막을 자유롭게 투과하기 때문에 유효 삼투압으로 작용하지 않는다!)

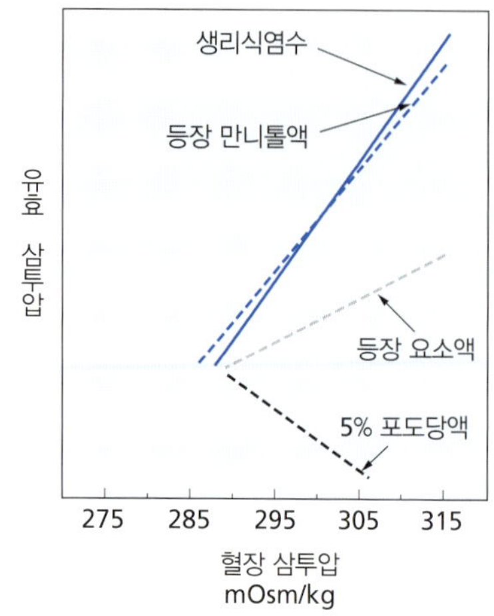

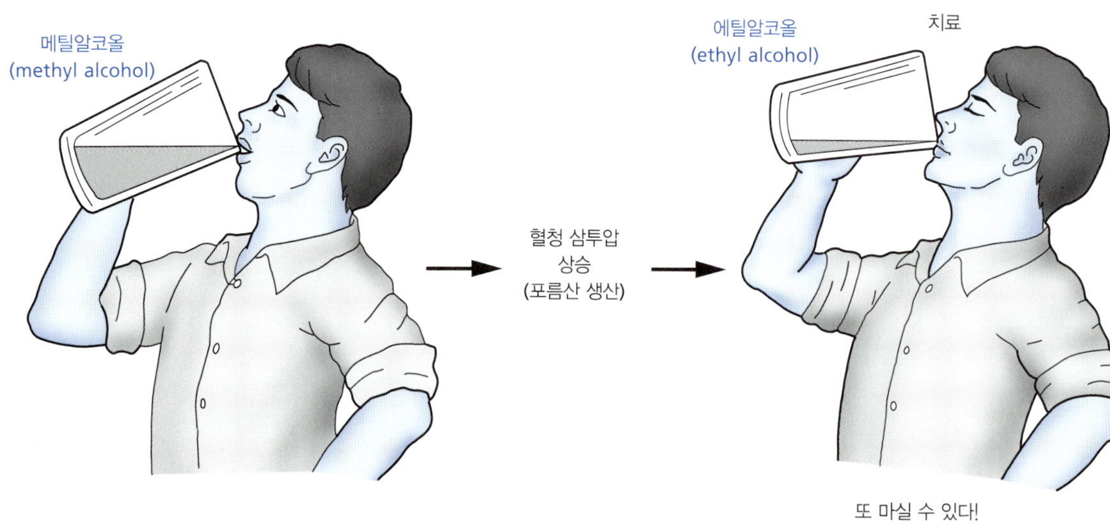

전후 일본에서는 술을 구입하기 어려웠을 때 '폭탄'이라고 불렀던 **메틸알코올(메탄올)**을 마셔, 부작용으로 시력을 잃은 희생자도 있다고 한다(당시의 사건을 알고 있는 사람은 없으며 물론 저자도 모른다). 현재는 실험실이나 공장에서 사용되고 있지만 위험하다는 것을 인지하지 못하고 마시는 사람이 있다. 이러한 환자의 **혈청 삼투압은 메틸알코올과 그 대사산물(포름산)로 인해 높아진다(고삼투압, osmolal gap의 상승)**. 이러한 메틸알코올 중독 환자의 **치료는 에틸알코올**(보통의 술)을 마시게 하는 것이다. 에틸알코올을 투여하는 이유는 에틸알코올로 메틸알코올의 대사경로를 경쟁적으로 억제하고 **포름산 생산을 억제**하기 위해서이다. 포름산으로 인한 삼투압 상승은 전해질로 인한 것은 아니지만 삼투압은 전해질 농도 변화에 의해서도(특히 Na^+ 농도) 변화한다.

혈청과 혈장에서는 구성이 약간 다르지만 전해질 농도나 삼투압은 거의 변하지 않으므로 어느 쪽을 사용해도 상관없다. 단, 혈청 속 포도당이나 요소는 삼투압 물질로 작용하여 혈청 삼투압은 보통 계산으로 측정되며 계산식은 그림에 표시하였다. 여기서 중요한 것은 **요소가 세포막을 투과하기 쉽다**는 것이다. 따라서 실제로는 세포막을 통한 세포 내외의 요소 농도 차이는 나타나지 않으며, 삼투압도 세포막 내외에서 발생하지 않는다.

• 혈청과 혈장의 차이

채혈 후 시험관에 혈액을 넣어 1시간 정도 보관하면 혈액이 응고되는데 이 부분을 **혈병**이라고 부르며 침전물의 위쪽을 혈청이라고 부른다. 미리 **항응고제인 헤파린(heparin)**이나 **구연산(citric acid)**을 주사기 또는 시험관에 첨가하여

채혈한 경우 응고되지 않지만 원심분리하면 고체성분(적혈구, 백혈구, 혈소판)은 시험관 바닥에 모인다. 그 외, 위쪽 성분을 **혈장**이라고 한다. 따라서 전해질 농도는 거의 변하지 않지만 **혈장에서는 응고가 나타나지 않기 때문에 응고인자(피프리노겐)를 포함하고 있다.**

• 메틸알코올(methyl alcohol) 중독

메틸알코올을 마시면 그 대사산물인 포름알데히드, 포름산이 축적되어 12~36시간 후에 혈청 삼투압이 상승한다. 증상으로는 **권태감**, **구토감**, **두통**, **시력장애**가 있고 진행되면 **시력상실**, **혼수**에서부터 **죽음**에까지 이를 수 있다. 최소치사량은 50~100mL이다. 진단은 혈중 메틸알코올 농도를 측정하면 정확하지만 **혈청 삼투압 상승**이 나타나는 경우에 이 중독을 의심할 필요가 있다. 치료는 **에틸알코올 투여 또는 혈액투석**을 사용한 제거(메틸알코올, 포름산) 방법이 있다.

• 혈청전해질

양이온에서는 Na^+과 K^+이 있고 음이온에서는 Cl^-과 HCO_3^-이 있다. 이러한 이온들은 대부분 완전히 전리되어 삼투압 물질로서 작용한다.

• Cation

양이온인 Na^+, K^+, Ca^{2+}, Mg^{2+} 등을 말하며 생체에서 중요한 역할을 한다. 혈청 속에서는 Na^+이 가장 많고 (140mEq/L) 다음으로 K^+이 많다(4mEq/L).

• Anion

음이온인 Cl^-, HCO_3^- 등을 말하며, 혈청에 존재한다. Cl^-은 100mEq/L 정도이며 일반적으로 Na^+과 함께 변화한다. HCO_3^-은 혈청 산염기평형에서 중요하다(**28장**).

• Anion gap(AG)

보통 측정되는 혈청전해질은 Na^+, K^+, Cl^-, HCO_3^-이며 PO_4^{2-}이나 SO_4^{2-}은 측정되지 않는다(unmeasurable anion). 따라서 양이온과 음이온 측정치에서 계산하면 같은 수가 나오지 않는다. 즉, $Na^+-(Cl^-+HCO_3^-)≒10\sim12$(anion gap)이 된다. 이 anion gap이 상승하는 것은 케톤체 등의 음이온이 증가하는 경우이다(**28장**).

• Cl^- 농도

Chloride ion(Cl^-)은 생화학검사에서 항상 측정하지만 주의를 기울이는 연구의는 적다. 하지만, 잘 관찰하면 임상에서 도움이 된다. 요세관성 산증이 존재하고, HCO_3^-이 저하하면 Cl^-은 상승한다. 따라서, Cl^- 상승을 확인한 경우에는 HCO_3^- 저하를 염두에 둘 필요가 있다.

• 혈청 삼투압

혈청 삼투압은 $2(Na^++K^+)$+포도당/18+요소질소/2.8로 나타낸다. 이러한 것은 Na^+과 K^+이 양이온으로서의 삼투압 물질이며 이온 이외에는 포도당과 요소가 삼투압으로 계산된다. 이 중에 알부민은 포함되지 않지만 혈관 내외의 삼투압차이(교질 삼투압)에서는 중요한 의미를 갖는다. 정상이라면 혈청 삼투압은 275~290mOsm/kgH_2O이며 그 변화는 1~2% 이내로 매우 좁은 범위에서 조절되고 있다.

• 혈청 osmolal gap

삼투압 실측치와 계산치의 차이를 osmolal gap이라고 부르며 이 증가는 어떠한 **삼투압 물질의 존재(증가)**를 시사하고 있다. **Osmolal gap**이 10 이상이 되면 실측된 Na^+, K^+, 포도당, 요소 이외의 **메탄올**(분자량 32), **에틸렌글리콜**(분자량 62), 전립선수술에서의 **만니톨(mannitol)**이나 **글라이신(glycine)** 사용, **신부전**, **젖산형 산증**, **알코올성 케톤산증**과 같은 유기산이나 소분자량 물질 등의 축적이 원인이다.

• 유효 삼투압(effective osmolality) 또는 강도

그림에 표시했듯이 삼투압 효과를 생체막에서 발휘하는 것은(이 경우 바소프레신 농도로 평가한다) NaCl이나 만니톨이다. 요소는 막을 통과하기 쉬워 그다지 효과가 없다. 5% 포도당은 대사되어 물을 투여하면 같은 결과가 나타나 세포외액은 엷어지고 바소프레신은 저하한다.

이와 같은 막의 투과성 차이로 인해 삼투압은 변화한다. 세포막에서 작용하는 삼투압을 유효 삼투압이라고 한다. 즉, NaCl이나 만니톨은 유효 삼투압 물질로서 작용한다.

◈ 참고문헌

Kruse JA. Methanol and ethylene glycol intoxication. Crit Care Clin. 2012 ; 28 : 661-711.

9 소변의 전해질과 삼투압

수액에 필요한 지식

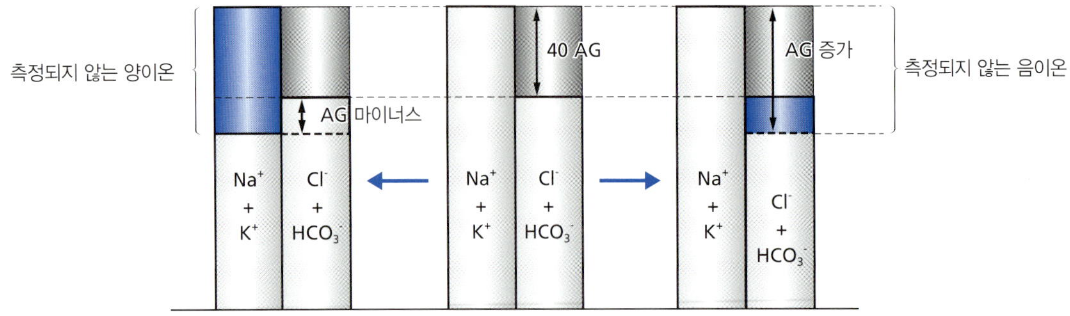

	감소	정상	증가
AG	$Cl^- > Na^+ + K^+$ 측정되지 않는 양이온 증가	40	$Cl^- < Na^+ + K^+$ 측정되지 않는 음이온 증가
원인	1. NH_4^+ 증가 2. 다발성골수종 (양이온성) 3. 리신, 아르지닌 (양이온 아미노산) 4. 저마그네슘뇨증 고칼슘뇨증		1. HCO_3^- [소변(U)pH>6.0] 2. 항균제: 카르페니실린 3. 유기 음이온: 케톤체, 젖산 4. 인산 5. 음이온, 아미노산

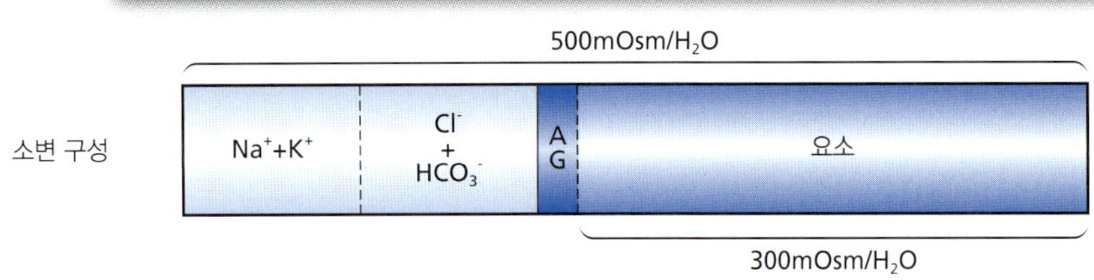

소변 중 전해질	물	Na^+	K^+	양이온	요소	삼투압
1일 배설량 농도(1L)	2L	170mEq 85mEq/L	40mEq 20mEq/L	210mEq 105mEq/L	600mOsm 300mOsm/kgH_2O	1,000mOsm 500mOsm/kgH_2O

혈청과는 달리 요소는 삼투압 물질로서 중요하다!

소변 중 전해질 성분과 소변 anion gap

실험실 연구의에게 **소변의 전해질**에 대한 질문은 **미지와의 조우**이며 외계어 그 자체가 되어버린다. 더군다나 소변 중 Na^+ 농도나 K^+ 농도에 대한 지식을 갖춘 연구의는 더 적다. 하지만, 전해질 이상이 나타나는 병태를 파악하기 위해서는 빠질 수 없는 중요한 정보이기도 하다. 보통의 식사를 하는 사람의 **소변 중 Na^+ 배설량**은 그림 **아래**에 표시한 대로 **170mEq/day 정도**이다. 이것은 31장에서 서술하듯이 **하루 동안 약 10g의 식염섭취량**이다. 소변량을 2L라고 가정하면 85mEq/L의 농도가 된다. K^+ 농도를 20mEq/L라고 하면 105mEq/L의 양이온이 소변 중에 존재하고 같은 농도의 음이온이 존재한다는 것을 추측할 수 있다. 입자는 전부 210mOsm/kgH_2O이 된다. 어느 정도 농축된 소변의 전체 삼투압은 약 500mOsm/kgH_2O인데 이러한 차이는 어디서 온 것일까? 답은 **요소**에 있다. 요소는 전해질은 아니지만 입자와 삼투압 물질로서 작용하는 중요한 물질이다.

소변에서도 **anion gap**이 계산되며 병태 파악에 도움이 된다.

• 전해질 허용 부하량

사람은 **1일 기준 물 0~30L, Na^+ 0~400mEq, K^+ 10~400 mEq, Ca^{2+} 0~10,000mg이 섭취량 허용 범위**이다. 신장은 이러한 수분 전해질의 부하를 모두 소변으로 배설하는 조절 기구를 갖고 있다.

• 소변 중 Na^+의 중요성

소변은 통증을 동반하지 않고 채취할 수 있는 검사이며

정보의 양도 많기 때문에 쉽게 버려서는 안 된다. 예를 들어, 축뇨 시 Na^+ 농도를 측정하는 것만으로 1일의 염분섭취량을 계산할 수 있다. 앞서 서술했듯이 85mEq/L의 소변이 1일 2L 나오면, 1일 Na^+ 배설량은 170mEq이다. 이 Na^+의 양은 식염(NaCl=23+35.5=58.5)으로 환산하면 10g이 된다(170×58.5/1,000=170/17=10). 즉 Na^+에 대해서 17로 나눈 수치가 식염량이 된다.

• 소변 중 요소 농도의 중요성

포유동물에서는 **단백질 최종 대사산물**로써 요소가 사용되고 있다. 따라서 **소변 중 1일 요소배설량**에서 **1일 단백질 섭취량**을 추정할 수 있다. 최근에는 신장 기능 저하 억제로 단백질 제한이 유효하다는 것을 알게 되어 신장 기능 저하 환자에게서 저단백질식을 지도하고 있으며 소변 중 요소 배설량으로 식사제한이 지켜지고 있는가 판단할 수 있다.

• 요소의 역할

신장의 유두부수질에서는 요소 농도가 약 1,200mOsm/kgH_2O이며 혈청 삼투압의 약 4배에 해당한다. 이 삼투압은 피질에서 유두선단을 향해 점점 높아져 신장 소변 농축기능에서 필수가 된다. 단, 요소는 비교적 세포막을 투과하기 쉬운 성질을 가지며 혈청 속에서는 유효 삼투압으로 생각하지 않는다.

• 원인불명의 소변 삼투압 상승

소변 삼투압(urine osmolarity)이 분명하게 상승하고 원인 물질이 불분명할 때는 에틸렌글리콜 중독을 의심한다. 특징은 **옥살산칼슘**의 결정 석출이다. 미국에서는 자동차의 라디에이터를 사용해 밀조주를 만들어 에틸렌글리콜 혼입 중독을 일으켰다.

• 소변 삼투압과 비중

신장내과가 없는 병원에서는 아직도 **소변 비중**을 측정하는 곳이 있지만 소변 삼투압을 측정하는 것이 유용하다. 소변 비중은 배설되는 물질의 무게에 따라 변화하는 것에 비해 삼투압은 입자의 수를 나타내기 때문이다. 신장의 수분 배설기구는 삼투압으로 조절되고 있는 것으로, 비중으로 정해지는 것이 아니다.

• 소변 중 Na/K 비율

탈수 등으로 신혈류량이 저하하면 근위요세관 주위의 모세혈관 교질 삼투압이 상승한다. 이로 인해 근위요세관에서의 Na^+ 재흡수가 증가하고 소변 중 Na^+ 농도는 저하한다(<20mEq/L). 동시에 순환혈액량이 저하하기 때문에 레닌·안지오텐신·알도스테론계가 항진하여 집합요세관에서의 Na^+ 재흡수, K^+ 분비가 일어나 결합하게 된다. 결과적으로 소변 중 Na/K 비율이 저하하는 즉, 신혈류량이 저하하는 병태에서는 소변 중 Na/K 비율의 저하가 지표가 된다.

• FE_{Na}(fractional excretion of sodium)

Na^+ 요세관 재흡수 후 소변 중에서의 배설량이지만 사구체에서 여과되는 Na^+의 몇 %가 배설되었는가를 나타내고 있다.

• 전해질/Cr(clearance) 비율

요세관에서 재흡수량이나 분비량을 정확하게 측정하기 위해서는 24시간 축뇨하여 전해질배설량(절대적 배설량)을 측정하면 좋지만 임상에서 24시간 축뇨할 수 있는 환자는 적다. 그래서 외래뇨(spot urine)라도 전해질/Cr 비율을 계산하면 어느 정도의 전해질배설량을 계산할 수 있다. 그 이유는 Cr는 재흡수도 분비도 되지 않는 물질이라고 생각하면 어떠한 수분 작용이 있더라도 그 비율은 변화하지 않기 때문이다. 전해질이 재흡수도 분비도 되지 않으면 그 비율은 혈청 비율과 같다(즉, 사구체여과액). 비율이 저하하는 것은 재흡수 되는 것을 의미하고 비율이 상승하는 것은 분비되는 것을 의미한다.

• 소변의 anion gap

소변의 anion gap은 다음의 식으로 계산할 수 있다.

소변의 anion gap=$(Na^+ + K^+)-(Cl^- + HCO_3^-)$

보통은 40이 정상이다. 혈액 anion gap에는 영향이 없고 소변의 anion gap이 변화하는 병태가 있다. Anion gap이 증가하는 것은 표에서 나타냈듯이, 양이온으로 계산되지 않는 것은 NH_4^+이며, 음이온으로 계산되지 않는 것은 SO_4^{2-}, PO_4^{2-}, 유기산이다. 이들 물질이 증가하면 소변의 anion gap은 변화한다. 톨루엔(toluene)은 접착제나 염료의 용해제로 사용되지만 이것을 흡수하는 중독환자가 있다. 이러한 환자는 glue sniffer(접착제흡입자)로 불리며 문제가 된다.

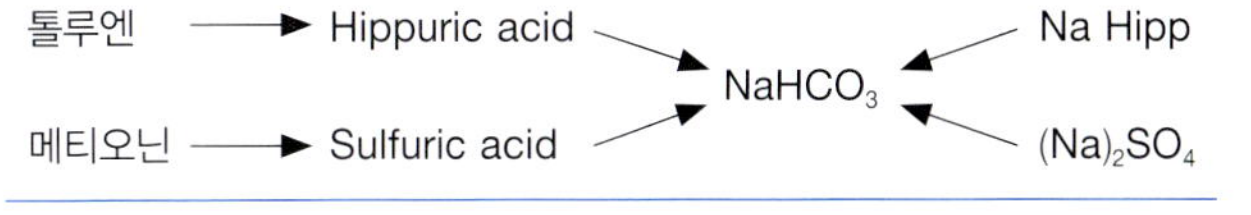

톨루엔은 다음과 같이 대사되어 황산나트륨이 된다.

톨루엔 중독 환자의 소변 anion gap은 Na Hipp의 증가로 Na^+과 $Hipp^-$이 증가하기 때문에 anion gap을 계산하면 증가한다. 설사일 때의 소변 anion gap은 어떨까? 설사가 나타나면 장액이 소실되고 이것에 맞춰 HCO_3^-도 소실되기 때문에 산증이 된다. 또한 체액 상실로 인한 탈수도 합병한다. 이로 인해 소변 중 Na^+과 K^+은 배설이 저하하고 산배설(NH_4^+)이 증가하며 소변 anion gap을 계산하면 감소한다. 근위요세관성 산증(RTA)에 관해서는 요세관에서의 H^+ 분비장애로 인한 혈액이 산성이 되는 병태가 되어 요 Na^+, K^+, Cl^- 배설에는 커다란 변화가 없다. 따라서 소변 anion gap도 정상이 된다.

◈ 참고문헌

Oh M, Carroll HJ. Value and determinants of urine anion gap. Nephron. 2002 ; 90 : 252-5.

10 생물의 삼투압 조절

갈매기의 눈물

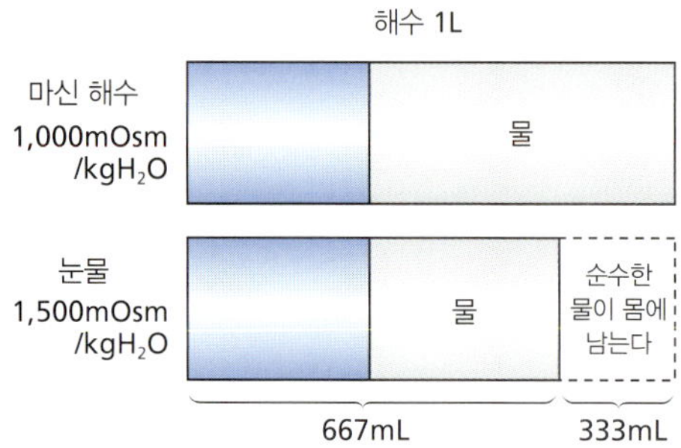

해수를 1L 마시면 1,000mOsm/kgH$_2$O의 NaCl이 포함되어 있다. 이것을 1,500mOsm/kgH$_2$O 농도의 눈물로 배설하기 위해서는 $\frac{1,000}{1,500}$ L 의 물이 필요하다(667mL). 남은 333mL는 순수한 물로 체내에서 사용할 수 있다.

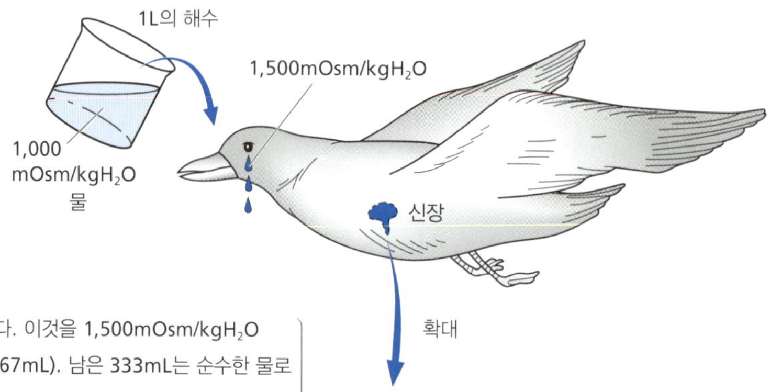

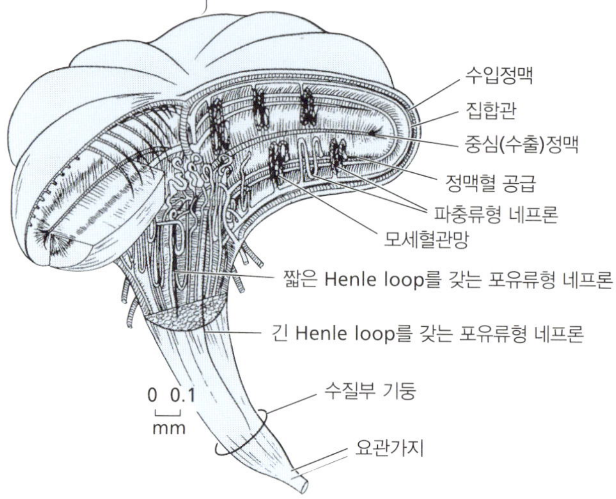

조류의 신장

조류는 파충류형 네프론과 포유류형 네프론 2개를 함께 갖고 있다.

해양 이구아나(갈라파고스 제도에서 저자 촬영)
이구아나의 코 분비막에서는 Na^+ 1,434mEq/L, K^+ 235mEq/L, Cl^- 1,256mEq/L의 고농도 분비액을 배출하며 해수에서 진수를 만들어낼 수 있다

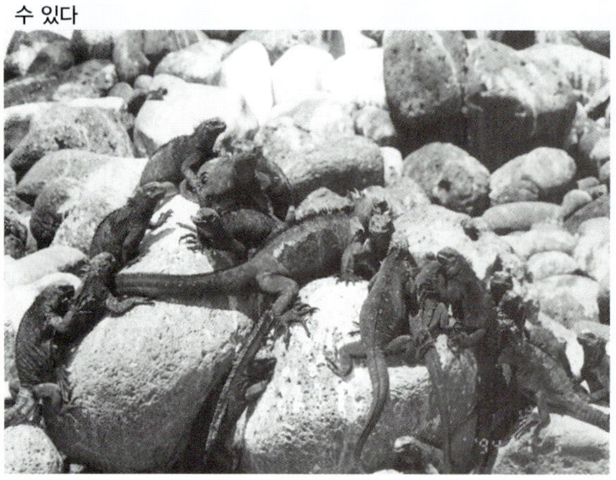

갈매기의 꿈(Jonathan Livingston Seagull의 베스트셀러 소설)은 슬픈 눈물을 흘린 것일까? 갈매기는 담수가 없는 상태에서도 바다 위에서 긴 기간을 살 수 있다. **삼투압이 높은 해수**(체액의 약 3배)를 마시고 그 중 호흡이나 피부로 물이 소실(**불감증설**)되는데도 혈액이 진해지지 않는 이유는 갈매기의 **눈물에 비밀**이 있다. 갈매기에게 해수를 마시게 하면 눈물(정확하게는 **상안와샘의 분비액**으로 비강에서 부리의 끝으로 나온다)이 나온다. 이 **눈물은 삼투압이 높으므로**(1,500mOsm/kgH$_2$O) 해수(1,000mOsm/kgH$_2$O)를 마셔도 물만을 체액으로 저류할 수 있다. 이 자유수로 인해 체액의 유지와 노폐물의 배설도 가능해 진다.

어류나 **파충류**는 신장에 **소변 농축기구**가 없어 노폐물이나 전해질 배설을 위해서는 **다량의 수분을 필요**로 한다. 신장 이외의 **분비선을 사용해 고농도의 전해질을 배설**하고 체액 삼투압을 조절하고 있다. 또한, 소변 농축기구가 있는 조류라도 갈매기와 같이 바닷물을 마시는 바닷새는 신장 이외의 고농도 전해질 분비선을 가지고 있다. **경골어는 아가미(gill), 판새류는 직장샘(rectal gland), 파충류나 조류는 비샘(nasal gland)** 또는 **상안와샘(supraorbital gland)**이 그 역할을 담당하고 있다. 아가미는 **chloride cell**을 갖고 Cl^-를 능동적으로 분비할 수 있다.

해수어의 아가미는 **전해질 배설**로 작용하지만 담수어는 반대로 **Na^+을 흡수**하여 체액에서 Na^+ 소실을 막고 있다. 이러한 Na^+ 흡수는 **양서류는 피부, 갈매기는 총배설강**에서도 이루어 지고 있다. 포유류 이외의 동물은 신장 외 다른 세포외액 삼투압을 일정하게 유지하는 기능도 갖고 있다.

• 갈매기의 눈물

포유동물은 주로 신장에서 전해질을 배설하지만 다른 생물은 신장 이외의 전해질 분비(배설)를 실시하고 있다. 그 중 하나가 **갈매기의 상안와샘**으로 바닷새에게는 매우 발달되어 있지만 육지새에게는 분비선이 없다. 파충류는 **해양**

이구아나(사진), 바다뱀, 바다거북이 등에서 이러한 분비선을 확인할 수 있다. 갈매기는 최대 1시간에 30mL/kg 분비액을 생산한다. Na^+ 농도는 718mEq/L로 고농도이다(해수보다도 높은 농도). 이 분비는 해수뿐만 아니라 포도당부하로도 일어나는 것부터 삼투압 수용체를 통해 나타난다고 생각된다.

• 이구아나의 분비선

이구아나는 **다윈**이 기항한 **갈라파고스 제도**에서 서식하는데 **해양 이구아나(사진)**와 **육지 이구아나** 2종류가 있다. 해양 이구아나는 바다로 잠수해 해조와 함께 바닷물을 마시기 때문에 분비액의 Na^+ 농도(1,400mEq/L)가 높다. 이에 비해 선인장을 주식으로 하는 육지 이구아나의 분비액은 K^+ 농도(1,100mEq/L)가 높고, Na^+ 농도(150mEq/L)는 그리 높지 않다. 선인장은 K^+ 함유량이 많으므로 적응반응이 나타난 것이라고 생각된다.

• 아가미(gill)

어류에서 아가미는 **호흡 기능**(산소의 흡수와 이산화탄소의 배설)뿐만 아니라 분비선에서 **고농도의 전해질을 배설하여 삼투압을 조절**하는 기능도 하고 있다. 해수어는 신장보다도 아가미가 삼투압 조절에 중요하며 또한 소화관에도 관여한다. 담수어에서는 신장과 아가미가 비슷하게 작용한다. 양서류에서는 피부, 신장, 방광이 삼투압 조절을 실시하고 있다. 파충류는 신장의 중요성이 증가하고 피부 작용은 없어진다. 포유류는 신장만 삼투압 조절을 실시하고 있다.

담수어는 체액 NaCl이 피부와 소변으로 상실되므로 이것을 보충하기 위해 아가미에서 NaCl을 흡수한다. 이 흡수는 **Na-H 교환수송 또는 Na-NH_4 교환수송, Cl-HCO_3 교환수송**으로 실시되고 있다. 이 기능은 산의 배설과 암모니아(단백대사산물) 배설에 중요하다. 따라서 아가미는 **고농도 NaCl 분비, NaCl 흡수, 산염기평형 조절, 단백질 대사산물의 배설, 호흡**과 같이 중요한 기능을 한다.

• Chloride cell

Cl^- 능동수송을 실시하는 세포이며(Na-K-2Cl 수송의 가능성도 나타나고 있다) 아가미의 기저부에 존재하여 전해질 분비를 실시한다. 환경수의 전해질 농도가 상승하면 chloride cell의 수와 부피가 증가하는 적응반응이 나타난다.

• 직장샘(rectal gland)

망치상어와 같은 판새류의 체액 삼투압은 해수보다도 높지만 NaCl 농도는 낮다(요소로 인한 삼투압이 있다). 이로 인해 해수에서 NaCl이 아가미를 통해 흘러 들어가 체액의 Na^+ 농도가 상승하게 되는데 이것을 막기 위해 직장샘에서 혈장보다 고농도인 Na^+을 배설한다. 직장선에서의 분비량은 소변량과 거의 비슷하며, 직장선이 신장과 동등 이상의 작용을 하고 있다. 분비는 역시 능동적 Cl^- 수송이라고 생각된다.

• 해수에서의 적응

해수 척추동물은 해수와 체액이 비슷한 삼투압인 물고기와 고삼투압인 물고기, 포유동물과 같이 해수보다 저삼투압을 가진 물고기인 3종류로 나뉜다.

• **삼투압비 조절**-원시적 원구류인 칠성장어나 먹장어가 그 예로, 해수와 같은 액체를 갖는다. 삼투압이나 이온조절에 많은 에너지를 필요로 하지 않는 부분은 해수무척추동물과 같다.

• **고장체액 조절**-연골어류인 상어나 가오리는 체액 삼투압이 해수보다도 높다. 이것은 요소를 삼투압물질로 사용하기 때문이다. 이러한 삼투압이 높은 체액을 갖는 생물은 수분 상실이 없고 에너지 검약을 할 수 있다.

• **저장체액 조절**-진골어(경골어류)는 체액이 380mOsm/kg H_2O 정도이며 해수인 1,000mOsm/kgH_2O와 비교하면 저장이 된다. 에너지가 필요한 고도의 삼투압 조절계를 필요로 하지만 적응력이 뛰어나기 때문에 진화에는 유리하다고 생각된다.

• 담수에서의 적응

모든 담수어는 혈장 삼투압이 사람과 같이 220~300mOsm/kgH_2O이다. 담수어가 물을 마시면 체액이 옅어지며 생명이 위험하므로 물을 마시지 않는다(투석환자도 담수어를 보고 배웁시다). 그럼 수조에서 뻐끔뻐끔하는 것은 물을 마시는 것은 아닌가라고 물어보는 사람이 있다. 이 물은 아가미로 배출되며 대부분 장관으로 들어가지 않는다. NaCl은 소변이나 피부로 상실되므로 아가미에서 NaCl을 흡수하는 기능도 갖고 있다.

• 사막의 개구리

물이 적은 사막에서 사는 쟁기발개구리과는 올챙이 시기가 짧고 물이 모인 곳에서 살며 그 후에는 더위를 피해 지중에서 생활한다. 체액 속의 요소 농도를 상승시켜 삼투압으로 모은 흙에서 수분을 흡수하는 것과 동시에 수분 손실을 막는다. 덧붙이면 개구리는 수분을 턱 가까운 피부에서 흡수할 수 있다.

• 단백질 대사산물과 소변 농축

단백질은 대사되어 암모니아·요산·요소 등으로 변하지만 소변 농축을 실시하는 동물은 소변 삼투압 물질로서 중요한 요소를 단백질 최종 대사산물로 삼고 있다. 암모니아나 요산 배설동물은 소변을 농축시킬 수 없다.

◈ 참고문헌

Dunson WA. Electrolyte excretion by the salt gland of the Galápagos marine iguana. Am J Physiol. 1969 ; 216 : 995-1002.

11 신장의 역할

진화 최후의 장기

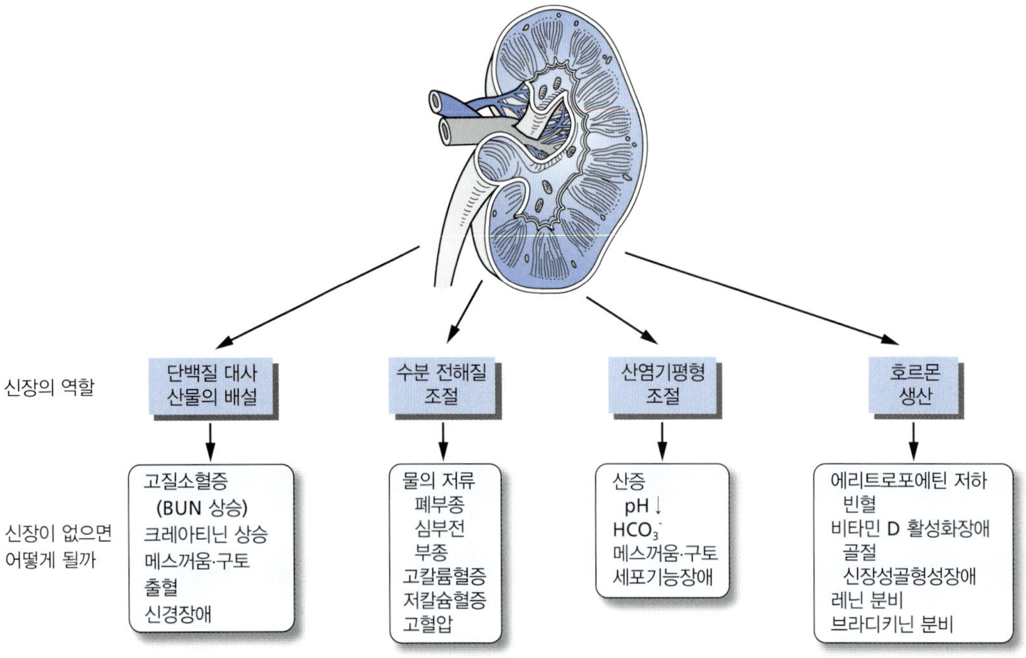

CKD의 중증도 분류

원질환		단백뇨 구분		A1	A2	A3
당뇨병		요알부민 정량 (mg/day) 요알부민/Cr 비율 (mg/gCr)		정상	미량 알부민뇨	우성 알부민뇨
				30 미만	30~299	300 이상
고혈압 신염 다낭신장 불명 그 외		요단백 정량 (g/day) 요단백/Cr 비율 (g/gCr)		정상	경도 단백뇨	고도 단백뇨
				0.15 미만	0.15~0.49	0.50 이상
GFR구분 (mL/min/ 1.73m^2)	G1	정상 또는 높은 수치	≧90			
	G2	정상 또는 경도 저하	60~89			
	G3a	경도~ 중등도 저하	45~59			
	G3b	중등도~ 고도 저하	30~44			
	G4	고도 저하	15~29			
	G5	말기신부전 (ESKD)	<15			

중증도는 원질환·GFR 구분·단백뇨 구분을 포함한 stage에 따라 평가한다. CKD의 중증도는 사망, 말기신부전, 심혈관 사망 발증의 위험을 ▇ 의 stage를 기준으로 ▇, ▇, ▇ 의 순으로 stage가 상승할수록 위험은 상승한다

(KDIGO CKD guideline 2012를 인용)
참고문헌 1에서 전재

신장이 없으면 소변이 나오지 않는다. 사람은 소변이 나오지 않게 되면 얼마동안 살 수 있을까? 신장이 완전히 움직이지 않아 **투석** 중인 **만성신부전** 환자가 투석을 거절하고 (미국에서는 자주 있다) 치료를 실시하지 않으면 우선 **물과**

Na^+의 저류가 일어나 **폐부종**이나 **심부전**이 된다. 또한 전해질 **K^+의 저류**가 일어나 **고칼륨혈증**이 되어 **심실성부정맥**이 나타나며 **심정지**가 된다. 산성물질의 저류(**산증**)도 나타나며 혈액이 산성이 된다(**산혈증**). 결국, 환자의 상태에 따라 다르지만 1~2주 안에 사망한다. 즉, 사람은 신장이 없으면 1~2주밖에 살지 못한다.

신장의 역할은 크게 4가지 나눌 수 있다. 첫 번째는 **단백질 대사산물의 배설**이며 두 번째는 **수분 전해질의 조절**, 세 번째는 **산염기평형의 조절**, 네 번째는 **호르몬의 생성**이다. 이외에도 여러 역할이 있지만 이 4가지가 생명 유지에 필수적이다. **만성신부전** 환자에게는 처음의 3가지를 **투석요법**으로 대체하고 그 후에 신장에서 생성되는 호르몬인 **에리트로포에틴**이나 **비타민 D**를 투여하고 생명 유지를 지속하려고 노력하기 때문이다. 덧붙여서 투석치료로 30년 이상 생존한 신부전 환자가 다수 있다.

이러한 신장 작용으로 내부환경(세포외액이나 세포내액)의 항상성을 유지하여(원시 바다) 세포가 활동하기 쉬운 상태를 만든다.

• 단백질 대사산물

사람이 섭취하는 삼대 영양소는 **단백질**, **탄수화물**, **지방**이다. 이 중에서 탄수화물과 지방은 기본적으로 C, H, O 3개의 원소로 이루어져 있다. 따라서 체내에서 사용되면 최종적으로 H_2O와 CO_2로 분해할 수 있다. 이 H_2O는 불감증설(**3장**)로, 또한 CO_2는 폐에서 호흡으로 배설할 수 있다. 하지만, N이나 S의 원소를 가진 단백질은 몸 속에서 사용된 후 강산인 NO_3^-이나 SO_4^{2-}가 되어 생체 내 완충계(탄산중탄산계 등)으로 완충되지만 결국에는 신장에서 배설해야 한다. 따라서 포유동물의 단백질 대사산물의 배설에는 신장이 절대적으로 필요하다.

• 수분 전해질 조절

세포외액은 내부환경(생체 내 바다)으로 생명유지에 꼭 필요하지만 이 세포외액 구성은 **3장**에서 서술했듯이 원시 바다의 구성과 닮아 있다. 이 원시 바다의 구성을 유지하기 위해 신장은 경구 섭취된 여분의 수분이나 NaCl을 배설하고 필요한 전해질을 유지하는 역할을 담당하고 있다. 수분 조절은 주로 항이뇨호르몬(antidiuretic hormone, ADH)에 따라 다르지만 Na^+ 조절은 사구체여과량(신혈류량)이나 부신피질 호르몬인 알도스테론, 심방성 나트륨이뇨폴리펩티드(atrial natriuretic polypeptide, ANP), 프로스타글란딘 등으로 실시되고 있다.

• 산염기평형 조절

폐와 신장이 산염기평형 조절을 실시하지만 폐는 $PaCO_2$의 배설, 신장은 HCO_3^-의 생산(재흡수)을 실시하고 있다. 신장에서 HCO_3^- 생성은 H^+의 분비를 통한 간접적인 것이며 종합적으로 보면 신장에서 HCO_3^-가 생성되게 된다. 일반 식사에서 H^+은 1일 1mM의 부하가 있으며 이 부하를 신장에서 배설해야 한다.

• 호르몬 생성

신장에서 생성된 호르몬은 레닌, 에리트로포에틴, 비타민 D, 브라디키닌, 프로스타글란딘, 엔도텔린 등이 있다.

• 말기만성신부전

점점 신장 기능이 저하되고 항상성을 유지할 수 없게 되는 상태를 말한다. 이 전에 투석을 필요로 하지 않는 신장기능 저하는 **만성신부전(chronic kidney disease, CKD)**이라고 부르고 있다. 일본에서 당뇨병성 신증이 원인질환의 1위이며 만성사구체신염, 고혈압으로 인한 신경화증, 다낭신장이 다음을 잇는다. 말기만성신부전이 되면 요독증이라는 단백질 대사산물의 축적, 산증, 고칼륨혈증, 고인산혈증, 빈혈, 위장증상, 부종, 폐부종, 심부전, 신장성골형성장애 등이 나타난다.

• 만성신부전(CKD)

CKD의 정의는 3개월 이상의 ① 신장 기능 또는 골형성장애가 존재한다, ② 혈청크레아티닌과 성별·연령으로 계산한 추산GFR(eGFR)이 60mL/min 미만 중 하나이거나 둘다인 경우를 말한다. CKD 존재로 인한 심혈관 합병증이나 투석도입의 위험성이 증가한다.

• 투석요법

만성신부전으로 신장 기능이 완전히 저하된 상태의 치료법이다. 혈액투석은 질병이 악화됨에 따라 단백질 대사산물의 요소나 메틸알라닌 등을 제거하고 초미세 여과로 인한 수분을 제거하는 것과 함께 투석액의 농도를 변화시켜 K^+이나 Ca^{2+}의 농도를 조절하고 있다. 또한, 식사 시 또는 체내에서 생산되는 H^+(산성이 된다)의 중화(제거)로 탄산수소나트륨을 투석액에 첨가한다. 환자의 수는 현재 30만명(일본 기준)을 넘었다(2011년 통계). 매년 약 1만명의 투석환자가 새롭게 증가하고 있으며 특히 최근에는 당뇨병성 신증으로 인한 환자나 고령의 투석환자가 문제 시 되고 있다.

• 레닌(renin)

레닌은 단백질 분해효소이며 안지오텐신에 작용하여 안지오텐신 I은 안지오텐신 전환효소(angiotensin converting enzyme, ACE)로 안지오텐신 II가 된다(**22장**). 안지오텐신 II는 혈관수축작용(즉, 혈압 상승) 외에 사구체에서의 혈류량 조절이나 요세관사구체 피드백에 관여하고 있다(**22장**).

◈ 참고문헌

日本腎臓学会編. CKD 診療ガイド2012. 東京医学社, 2012.

12 네프론(nephron)의 기능

1개의 신장에 100만개

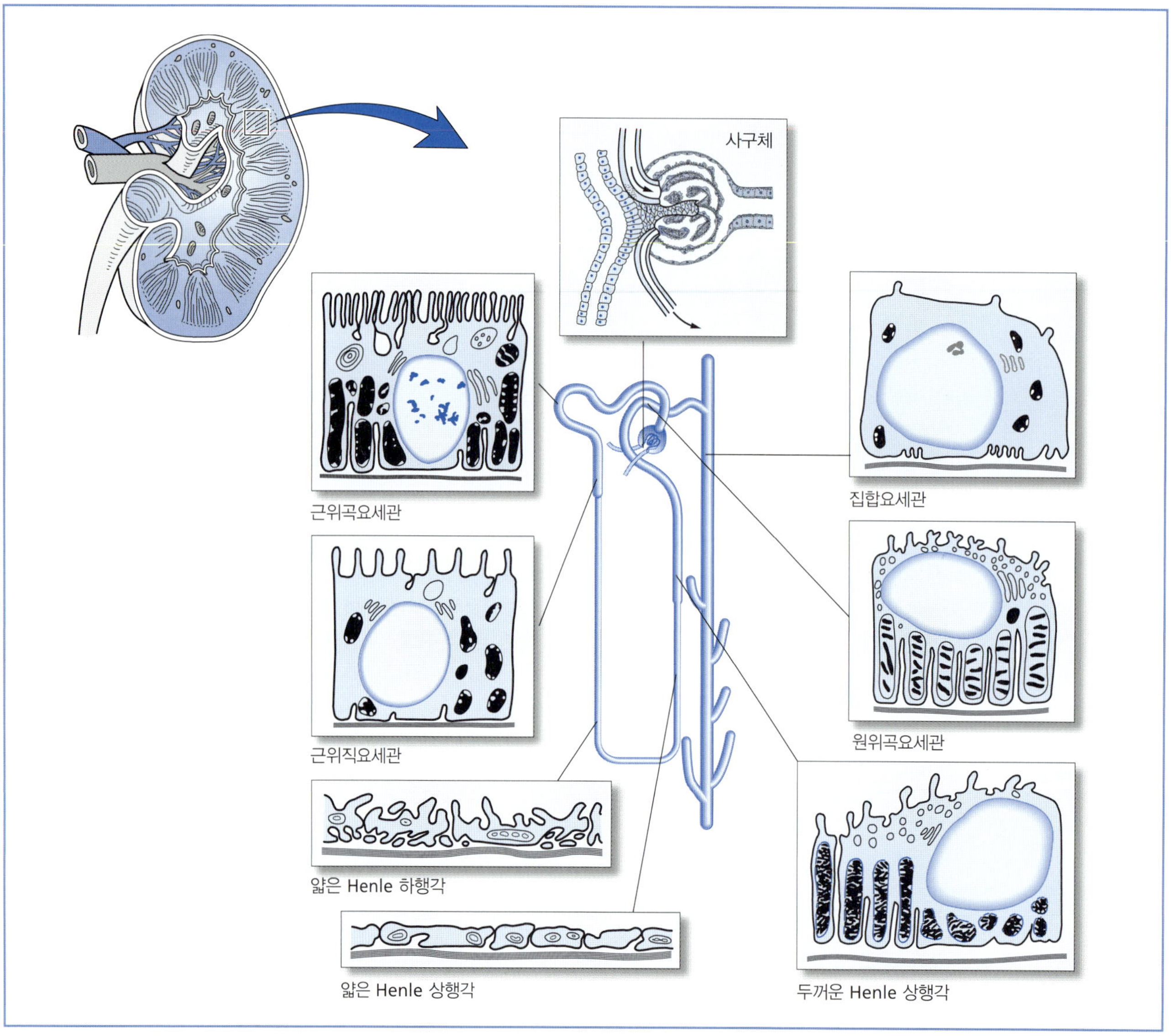

네프론(nephron)이란 1개의 **사구체**와 **요세관**으로 구성된 구조(단위)이다. 보통 1개의 신장에 **약 100만개**의 네프론이 존재한다. 즉, 사람은 양쪽 신장에 약 200만개의 네프론을 갖고 있다. 사구체는 혈액을 **여과**해 소변의 근원이 되는 **원뇨**를 만든다. 요세관은 여과된 다량의 원뇨에서 필요한 물질을 **재흡수**하고 또한 불필요한 물질을 **분비**하는 작용을 갖는다. 요세관은 크게 나누면 **근위 네프론**(근위요세관)과 **원위 네프론**(Henle loop, 원위곡요세관, 접합요세관, 집합요세관)으로 나눌 수 있다. 근위 네프론은 주로 다량의 수분과 전해질을 재흡수하면서 약물(이뇨제 furosemide: Lasix®) 등을 분비한다. 이에 비해 원위 네프론은 재흡수량이나 분비량은 적지만 체액의 세세한 조절을 하는 부분으로서 중요하다. 따라서, 원위 네프론에서는 요세관에 영향을 주는 대부분의 호르몬이 작용하고 있다. 이와 같은 다량의 근위요세관에서의 재흡수**(bulk adjustment)**와 원위 네프론에서의 세밀한 조절**(fine adjustment)**은 장관의 공장(jejunum)과 회장(ileum) 관계와 비슷하다. 실제, 근위 네프론 상피의 운송은 공장상피의 운송과 유사하며 원위 네프론 상피와 회장상피의 운송도 닮은 점이 있다.

네프론의 발생은 사구체를 형성하는 세포에서 뻗어 나온 요세관과, 배설강에서 뻗어 나온 요세관이 결합하여 나타난다.

• 네프론(nephron)

네프론의 수는 태어났을 때부터 죽을 때까지 같으며(물론 신장염이나 동맥경화로 황폐해진 네프론은 제외한다) 새로운 네프론은 생성되지 않는다. 태어나면서부터 수가 변화하지 않는 조직은 이외에도 신경세포, 심근세포, 췌장의 랑게르한스섬이 있다. 포유류의 신장은 후신장조직에서 발생한 새로운 기관이며(이것에 비해 간은 오래됐다) 이로 인해 재생이 어렵다고 예상할 수 있다. 간은 재생력이 강하고 생체 간이식으로 절반을 적출해도 원래의 크기에 가깝게 재생된다. 세포 또한 마찬가지로 배양할 때는 섬유모세포와 같이 원시적 세포가 분화한 세포보다도 증식하기 쉽다. 하지만 최근 네프론 분화를 동물에게서도 일으킬 수 있게 되었다.

• 신장학(nephrology)

Nephrology라는 단어는 서양이 아니라 일본 大島研二 박사가 만든 단어이다. 물론 네프론이라는 단어는 있지만, 여기에 신장학을 nephrology로 부르기 시작한 것은 일본이 처음이며 지금은 세계각국의 공통어로 자리잡았다. 또한 일본신장학회(1959)는 미국신장학회(1967)나 국제신장학회보다도 설립 시기가 오래되었고 역사가 긴 학회이다.

• 사구체(glomerulus)

사구체는 신장 모세혈관이 실처럼 둥글게 엉켜있는 모양과 비슷하다고 하여 붙인 이름이다. 크기는 직경 약 200μm이며 Bowman 주머니에 감싸여 있다. 혈액 속의 혈장 성분에서 매우 효율적으로 초미세 여과를 통해 원뇨를 만들어 낸다. 원뇨의 양은 사구체여과율이라고 불리며 성인은 약 100~130mL/min, 180L/day이다. 즉, 1일에 180L의 원뇨가 사구체에서 생산된다. 이것은 혈액량을 체중의 5%로 가정한 경우로, 실제 혈액량 2~3L의 약 100배에 해당한다. 신장은 매일 혈액량의 100배의 소변을 생산하고 노폐물을 배설하는 효율적인 기관이라고 할 수 있다.

• 요세관(tubules)

요세관 부위는 근위요세관(근위곡요세관, 근위직요세관), Henle 하행각, 얇은 Henle 상행각, 두꺼운 Henle 상행각, 원위곡요세관, 접합요세관, 피질부 집합요세관, 수질부 집합요세관으로 나뉜다. 각각의 세포는 서로 다른 작용을 하며, 요세관 기능의 기본인 재흡수와 분비뿐만 아니라 고도의 조절 기능도 한다.

• 여과(filtration)

여과는 신장사구체의 모세혈관벽을 통해 실시된다. 이 혈관벽은 내피세포, 기저막, 상피세포(podocyte라고도 불린다) 3개의 장벽을 갖는다. 기저막은 3층 구조로 구성되어 있어 알부민 등의 단백질은 여과되지 않고 대부분의 전해질은 여과된다. 하지만 단백질과 결합한 물질은 여과되지 않는다. 또한, 막은 마이너스로 전하되어 있으며, 플러스 물질은 투과되기 쉽고 마이너스 물질은 여과되기 어렵다. 최근에는 상피세포의 기능도 중요시되고 있다.

• 재흡수(reabsorption)

재흡수는 각 네프론 부위에서 이루어지지만, 근위요세관에서는 등장성이므로 다량의 소변이 재흡수된다. Henle 상행각에서는 희석력에 중요한 Na-K-2Cl 수송에 의한 전해질 재흡수가 있으며, 집합요세관에서는 Na^+과 K^+의 재흡수가 이루어지고 있다. 게다가 항이뇨호르몬(antidiuretic hormone, ADH) 존재하에서는 수분의 재흡수가 집합요세관에서 이루어진다.

• 분비(secretion)

분비에서 중요한 것은 근위요세관(S_2)에서의 유기물질 또는 약물 분비이다. K^+은 집합요세관, H^+은 근위요세관과 집합요세관에서 분리되며 요산은 근위요세관에서 분비된다(**16장**).

• 네프론의 heterogeneity

Heterogeneity란 세포 기능, 구조의 차이를 가리키는 단어로 네프론에는 2개의 heterogeneity가 있다. 1개는 지금까지 서술해 왔듯이 요세관의 축에 따른 차이(근위요세관라든가 원위요세관이라는 차이가 있으며 이것을 intranephron heterogenity라고 한다)가 있다. 다른 1개는 네프론 사이의 차이이다(이것을 inter-nephron heterogeneity라고 말한다). 이 네프론 사이의 차이는 오랫동안 주목되어 사구체 중 수질에 가까운 사구체[수질옆사구체(juxtamedullary glomerulus)] 쪽이 피질 표면의 사구체[표재사구체(superficial glomerulus)]보다도 크다. 심지어 수질옆사구체의 수는 적지만 긴 Henle loop를 갖고 있다(**16장**의 **그림** 참조). 따라서, 수질옆네프론을 Na^+ 저류성 네프론이라고 부르며 표재네프론을 Na^+ 이뇨성 네프론이라고 부르는 경우도 있다.

• 사구체옆장치(juxtaglomerular apparatus, JGA)

JGA는 **22장**의 **그림**과 같이 수입세동맥과 수출세동맥 그리고 그 사이에 끼어있는 원위요세관으로 구성된 부분이다. 네프론에서 신기한 것은 사구체에서 나온 요세관(근위요세관)이 원위요세관 부분에서 다시 스스로의 사구체와 결합(인접)하는 것이다. 이 부분은 요세관사구체 피드백에 중요한 부분이다. 원위요세관 세포가 커진 세포를 치밀반(macula densa)이라고하며 레닌을 다량으로 갖고 있다.

• 신장의 혈관

신장동맥에서 나온 혈관은 엽간동맥, 궁상동맥, 소엽간동맥으로 분지하여 수입세동맥이 된다. 사구체에서 모세혈관으로 나뉜 후(이것은 일종의 문맥이다) 수출세동맥에서 나온 자신의 요세관 주위에 모세혈관망을 형성한다. 이 모세혈관망은 근위요세관의 재흡수에 영향을 끼치며, 모세혈관망이 모여 소엽간동맥이 되어 궁상동맥, 엽간동맥을 지나 신장정맥이 된다.

◈ 참고문헌

Jacobson HR. Functional segmentation of the mammalian nephron. Am J Physiol. 1981 ; 241 : F203-18.

13 신장의 기능검사

Clearance sale

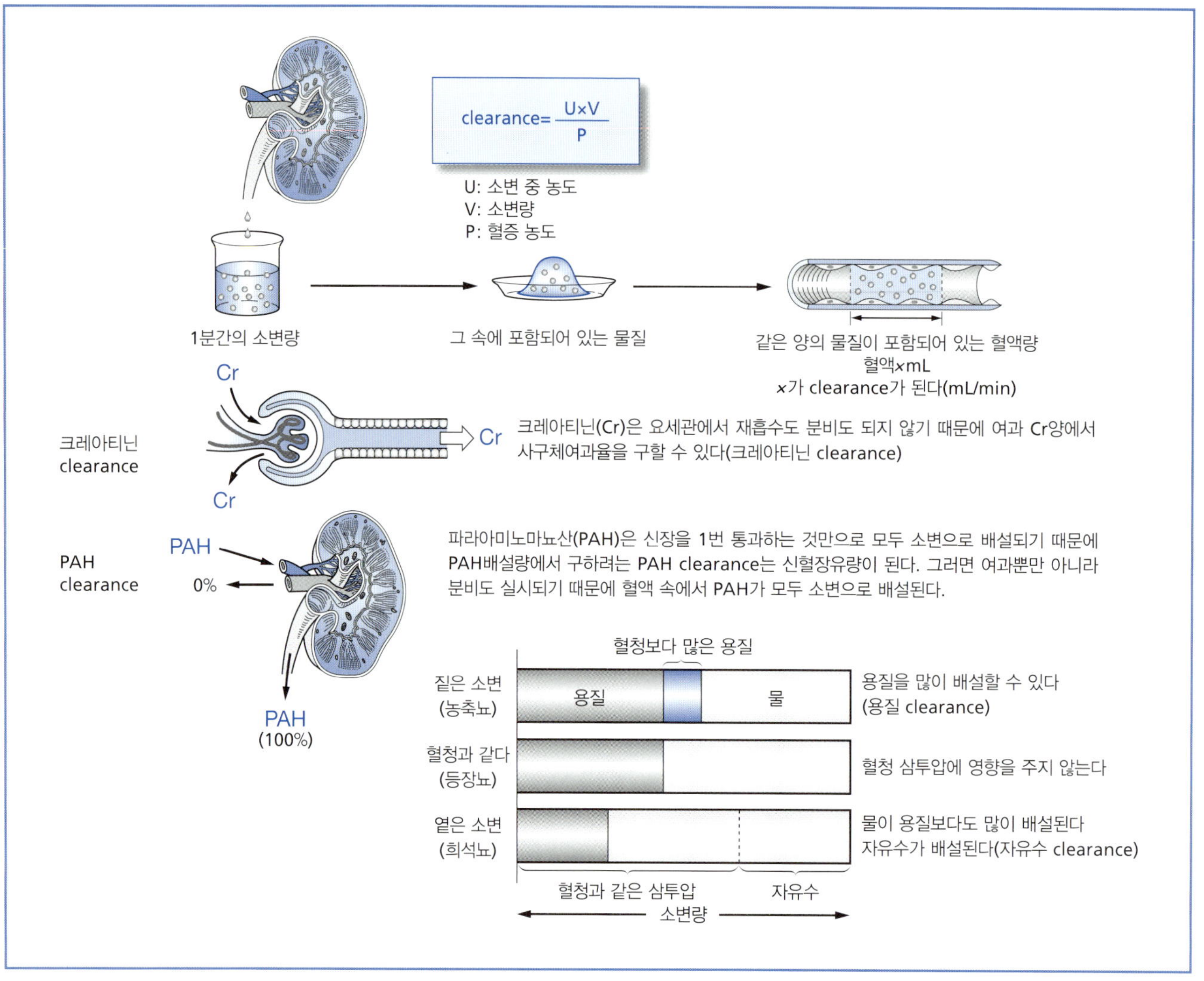

연말 clearance sale의 clearance와 같은 의미이다. '깨끗하게 모두 팔리다'라는 의미이지만 신장에서 사용할 때는 '혈액 속에서 제거한다'라는 의미이다.

Clearance는 Homer Smith가 처음 제창하였고 그 후, 신장생리학 발전에 매우 도움이 되고 있다. 식으로 나타냈듯이 **단위시간**(1분이나 1시간이나 상관없다)에서 소변으로 배설되는 어떤 물질이 어느 정도의 혈액량에 포함되었는가를 나타내고 있다. 하지만 이해하기 어려우므로 그림으로 표현하면 1분간 소변으로 배설된 물질의 양을 측정하고, 그 물질과 같은 양의 혈액이 몇 mL 포함되었는가를 나타내고 있다. 가장 간단하게 말하면 혈액 몇 mL에 어느 물질이 완전히 제거되었는가를 나타내는 것이다(이것이 clearance). 이 생각이 현실에서 일어나는 것이 아니라 머릿속에서 상상한 뒤에 성립되고 있다. 따라서 한번 이해해두면 간단하며, 또한 임상에서도 응용할 수 있다.

예를 들어, 현재 **사구체여과율(glomerular filtration rate, GFR)** 측정은 **방사성 동위원소**를 사용하여 간단하고 정확하게 한다. **Clearance법**이 없던 시대에는 대부분 측정이 불가능하였지만 clearance법을 사용하면서 비율과 함께 간단하게 계산할 수 있게 되었다. **Inulin** 등의 사구체로 자유롭게 여과되며, 요세관에서 분비도 재흡수도 되지 않는 물질의 clearance는 사구체여과율과 일치한다. 그 이유는 물질의 사구체여과액에서 농도는 혈장 농도와 거의 같고 여과된 여과액량 자체가 clearance로 계산할 수 있으며 사구체여과율이 되기 때문이다. 이외에도, **신혈류량(renal blood flow, RBF)**, **신혈장류량(renal plasma flow, RPF)**도 측정 가능하고 심지어 전해질, 대사산물, 약물 등의 배설 clearance도 계산할 수 있다.

• Clearance 계산 방법

그림 **상단**에 표시했듯이 clearance=(U×V)/P라는 간단한 식으로 나타낼 수 있으므로 기억해두자. U는 소변 측정물질 농도(예를 들면 mEq/L), V는 단위시간 당 소변량(예를 들면 1분간 10mL), P는 혈장 속 측정물질의 농도(예를 들어, mEq/L)이다. U와 P의 단위가 겹치므로 UV라고 표시하는데 이것은 어떤 물질이 소변으로 배설되는 양이다. 그것을 혈장 농도인 P로 나눠 그 양이 어느 정도의 혈액량과 비슷한가를 계산하기 위한 것이다.

• 사구체여과율(GFR)

사구체여과율은 보통 130mL/min이다. 이것은 24시간(1일)으로 표시하면 180L/day가 된다. 즉, 1일에 여과된 원뇨의 양은 약 180L(드럼통 1개의 분량과 비슷)다. 실제 소변량이 1~2L인것으로 99% 이상이 요세관에서 재흡수 되는 것을 알 수 있다. GFR 측정을 위해서는 요세관에서 분비도 재흡수도 되지 않는 **inulin**이나 **크레아티닌**이 사용된다. 최근에는 정확하게 측정할 수 있는 iohexol이나 iothalamate가 사용된다. 최근 GFR 추산식이 생겨, 혈장 크레아티닌 농도와 성별·연령으로 eGFR을 계산할 수 있다.

• 신혈장류량(RPF)

신혈장류량 측정을 clearance법으로 구하기 위해서는 신장을 통과하는 사이에(사구체에서 여과되어도 상관없으며 분비되어도 상관없다) 소변으로 완전히 배설되는 물질이 필요하다. 즉, 신장동맥으로 들어간 물질이 신장정맥으로는 나오지 않는 물질이다. **파라아미노마뇨산(para-amino-hippurate, PAH)**이 이러한 성질을 갖는다. 1회, 신장을 통과한 혈장 중 PAH가 소변으로 완전히 배설되는 것은 PAH clearance가 신장을 통과한 혈장량을 나타낸다. RPF은 보통 600mL/min이다.

• 신혈류량(RBF)

신혈류량은 신장혈장류량을 이용해 적혈구용적률(hematocrit)로 계산할 수 있다. 예를 들어, 적혈구용적률이 45%라면 RBF=RPF×100/55로 계산할 수 있다. 즉, 혈액의 55%가 혈장이므로 혈액량은 혈장량에 100/55를 곱하면 구할 수 있다.

• 크레아티닌(creatinine) clearance

크레아티닌은 위에서 서술했듯이 일단 요세관에서 분비도 재흡수도 되지 않는 물질이지만, 사실 요세관에서 미량이지만 분비된다. 신장 기능이 정상에 가까운 환자의 GFR을 측정하는 경우에는 문제 없지만, 신장기능장애가 진행된 환자에게서는 혈중 크레아티닌 농도가 상승해 요세관에서 분비량의 차이가 나타나기 때문에 GFR보다 clearance가 높게 나온다(overestimate). 일류의 연구를 하는 경우, 크레아티닌 clearance로 GFR을 측정해도 확인되지 않으므로 주의가 필요하다. 단, 임상에서 사용하는 경우에 그다지 영향을 받지 않는다. 소아는 체표면적 보정을 1.73으로 실시한다. 또한 혈청 크레아티닌 수치는 크레아티닌을 생성하는 근육량에 따라 영향을 받아 근육량이 적은 고령자나 여성에게는 혈청 크레아티닌 수치가 낮게 나온다.

• 단백질 결합률과 clearance

약물 중에서는 알부민과 결합이 강한 것이 있는데 이러한 물질은 사구체에서 여과되기 어렵고(알부민은 보통 사구체 기저막을 통과하지 않는다) 분비되기 어려워 clearance는 낮다.

• 용질 clearance(osmolal clearance)

용질 clearance는 clearance식을 사용하며, 삼투압을 이용하여 계산한다. 즉, $C_{osm}=(U_{osm}×V)/P_{osm}$으로 표시한다. 이 중 C_{osm}은 용질 clearance, U_{osm}은 소변 중 삼투압, P_{osm}은 혈장 삼투압 V는 소변량을 각각 표시하고 있다. 용질 clearance는 얼마만큼의 용질이 혈액에서 제거되는가를 표시한다. 소변이 혈장보다 진한 경우(농축뇨)에 C_{osm}는 소변량보다도 커지고 옅은 경우(희석뇨)에 C_{osm}가 소변량보다 적어진다(그림).

• 자유수 clearance(free water clearance)

자유수 clearance는 소변량에서 용질 clearance를 뺀 것으로 소변이 혈장보다도 옅은 경우(희석뇨)에 플러스가 된다. 즉, $C_{H_2O}=V-C_{osm}$으로 표시할 수 있다. 혈장의 삼투압은 약 300mOsm/kgH_2O이지만 소변 삼투압이 이것보다 낮으면 그림에 표시하였듯이 소변의 용질을 등장뇨로 배설할 때보다도 많은 양의 소변을 배설하여 그 차이는 수분만으로, 용질을 포함하지 않는 소변을 배설한 부분이라고 생각할 수 있다. 이 부분이 자유수 clearance이다. 이 개념은 수액량을 결정할 때 중요하며 등장뇨에서는 용질 clearance가 소변량(V)과 같아 자유수 clearance는 제로가 아니지만 희석뇨에서는 자유수 clearance가 플러스로, 용질 clearance가 소변량보다도 적어 그 합은 소변량(V)이 된다.

• 용질 clearance와 요소

요소는 소변의 용질로서 커다란 부분을 차지한다. 단, 유지수액 계산에서 자유수 clearance 부분을 5% 포도당으로 보충할 때, 이 자유수 clearance 계산에 이용하는 용질로서 요소를 넣지 않는다. 요소는 삼투압 물질이지만 세포막을 자유롭게 투과하기 때문에 유효 삼투압 물질이 아니다. 즉, 요소만을 포함한 소변은 수분만 배설된다고 생각해도 된다.

◈ 참고문헌

Perrone RD, et al. Serum creatinine as an index of renal function : new insights into old concepts. Clin Chem. 1992 ; 38 : 1933-53.

14 사구체여과율(eGFR)

1일 드럼통 1개의 원뇨

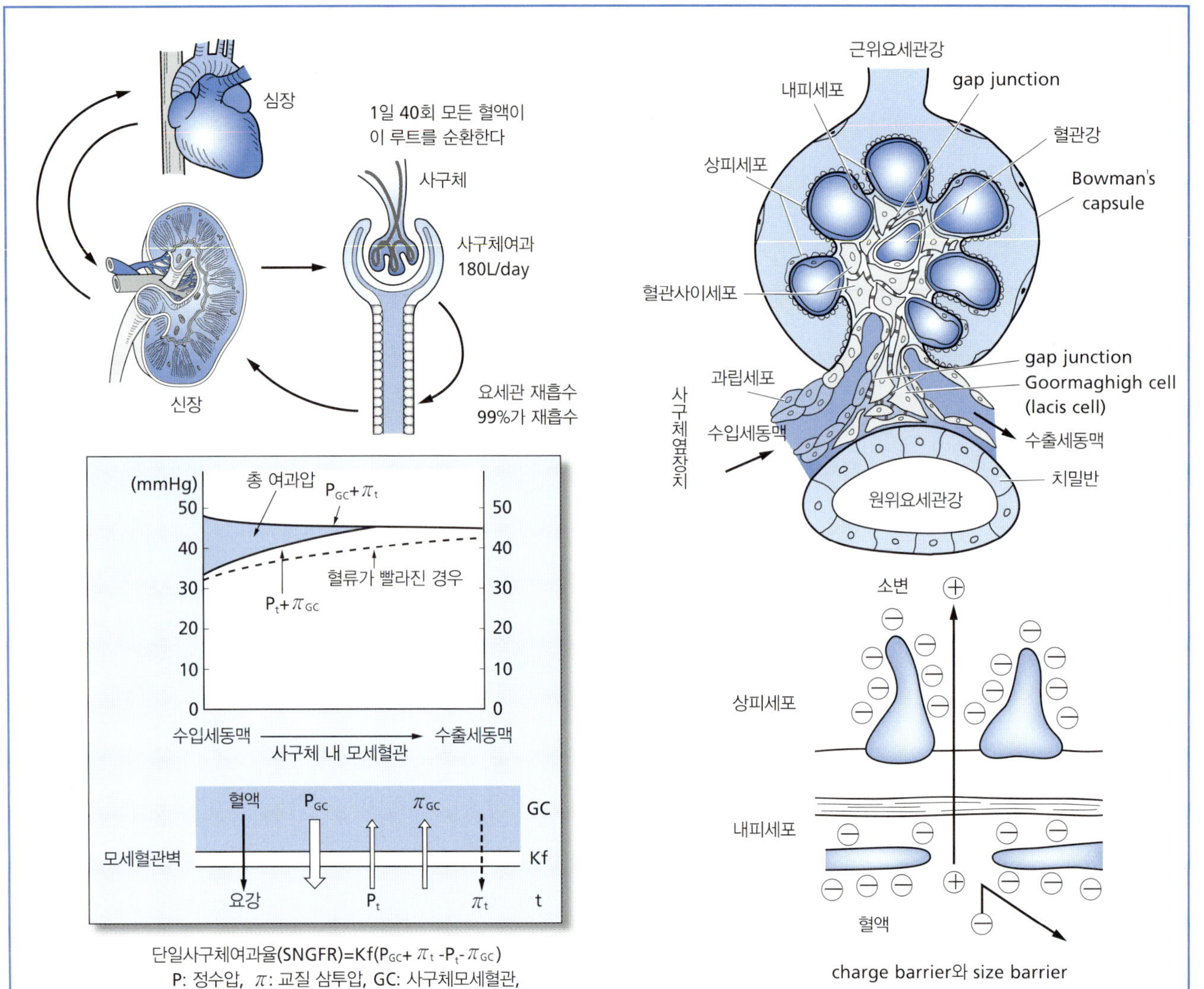

단일사구체여과율(SNGFR)=$Kf(P_{GC}+\pi_t-P_t-\pi_{GC})$
P: 정수압, π: 교질 삼투압, GC: 사구체모세혈관,
t: Bowman's capsule, Kf: 여과계수

사람의 소변량은 수분섭취량에 따라 다르지만 **대체로 하루에 1~2L**이다. 그런데 사구체에서 여과되는 **원뇨의 양은 180L/day**로 다량이다. 이것은 **드럼통 1개 분량과 비슷하며 체중의 3배 이상**이다. 이 중 **99%가 요세관에서 재흡수**되고, 결국 소변으로 나오는 양은 1~2L로 감소(약 1%)한다. 즉, 혈액량이 약 4L 정도이므로 **하루에 모든 혈액이 40회 이상 사구체를 통과하고 요세관에서 대부분이 재흡수된다**. 이렇게 낭비라고 생각되는 신장의 기능은 다량의 노폐물을 배설함과 동시에 필요한 물질을 재흡수하기 위한 고효율의 구조로 되어 있다(물론 노폐물만을 세포가 분비할 수 있다면 간단하지만).

사구체는 말 그대로 실이 공처럼 둥근 형태를 하고 있다. 이 실과 같은 부위는 **모세혈관**으로 이루어져 있으며, 여과시 표면적을 증가시키기 위하여 가느다란 혈관으로 분지되어있다. 이 모세혈관벽에서 **초미세여과**에 따라 원뇨가 만들어진다. 모세혈관벽은 **내피세포, 기저막, 상피세포**(족세포라고도 부른다)인 3개의 구성물로 이루어져있다. 모든 구조가 중요하지만 원뇨를 만드는 **체(sifter)와 같은 역할을 담당하는 기저막과 상피세포**가 있다. 여기에서 커다란 분자량은 여과되지 못하고 작은 분자량만 여과되어 원뇨가 된다 **(size barrier)**. 또한 전기적 성질도 여과에 영향을 주어 **기저막과 상피세포가 음성 하전**를 띠기 때문에 같은 분자량이라도 음성 하전된 물질 쪽이 양성 하전된 것보다 여과되기 어렵다**(charge barrier**, 그림 참조).

• 내피세포(endothelial cell)

혈관 안쪽을 1층으로 덮고 있는 세포로 세포막은 얇고 원형의 구멍을 다수 갖고 있다. 이 구멍은 기저막으로 직접 연결되어 있으며 고분자 단백질도 자유롭게 투과한다.

• 기저막(basement membrane)

3층 구조로 구성되었으며 전자현미경에서는 전자밀도가 높은 치밀층을 끼고 안팎에 투명층을 갖는다. 4형 콜라겐과 라미닌, 헤파란황산프로테오글리칸을 주성분으로 한다. 원뇨의 '체' 역할을 하는 것은 이 사구체기저막(glomerular basement membrane, GBM)이라고 생각된다. 구멍의 크기뿐만 아니라 음성 하전 또한 여과와 관계되어 있다.

• 상피세포(epithelial cell)

족세포(podocyte)라고도 불리지만 보우만(Bowman)주머니 쪽에 존재하고 내피세포와는 달리 족돌기 사이에 그물로 모양의 막이 있다. 이 그물의 크기는 마우스로 40×140A이며, 최근 기저막과 함께 상피세포의 여과 기능이 중요시되고 있다.

• 혈관사이세포(mesangial cell)

혈관사이세포는 사구체의 모세혈관을 중심부로 유지하는 역할을 담당하고 있다. 만성사구체신염(특히 IgA신증)에서는 증식하고, 신장 기능 악화에 관여하고 있다.

• 초미세여과(ultrafiltration)

모세혈관에서는 알부민 등의 대분자량은 여과되지 않고 혈장 성분만 원뇨가 되는 것을 초미세여과라고 한다. 사구체의 초미세여과는 사구체모세혈관 내외에서의 정수압과 교질 삼투압, 사구체여과계수로 정해진다. 즉, 단일사구체여과율(single nephron glomerular filtration rate, SNGFR)은 $Kf(P_{GC}+\pi_t-P_t-\pi_{GC})$로 표시된다. 여기서 Kf=사구체여과계수, P_{GC}=사구체 혈관 내 정수압, P_t=보우만주머니 정수압, π_{GC}=사구체 혈관 내 교질 삼투압, π_t=보우만주머니 교질 삼투압이다. 그림으로 나타냈듯이 사구체모세혈관 혈액량이 적을 때에는 수출세동맥에 다다르기 전에 평형 상태가 되어 여과가 멈춘다. 이에 비해 혈액량이 많을 때에는 사구체모세혈관의 전 영역에 걸쳐 여과가 일어난다. 따라서 이 식에는 혈액량이 직접인자로 포함되지 않지만 다른 쪽에서는 중요한 인자로서 관여하고 있다.

• 사구체 수

일반적으로 1개의 신장에 100만개의 사구체(nephron)가 있다고 알려져 있지만 전부 세본 사람은 아무도 없다. 조각의 일부를 채취해 세본 다음 추론했을 때 일단, 80만~100만개가 보고되었다. 신장 중량은 200~260g이며 이 작은 장기에 심박출량의 약 20% 혈액이 흘러 들어간다. 신혈류량은 약 1L/min, 신혈장류량(renal plasma flow, RPF)는 600mL/min, 사구체여과율(glomerular filtration rate, GFR)은 약 130mL/min이다.

• 진화와 사구체 수

흑인의 사구체 수는 백인보다 적기 때문에 Na 배설력이 저하해 고혈압이 되기 쉽다. 또한 미숙아로 태어난 사람은 사구체 수가 적기 때문에 고혈압 발병 빈도가 높다.

• 막의 전하-charge barrier

기저막은 음성으로 전하하며 그림에 나타낸 것처럼 같은 크기에서도 양성으로 전하된 물질은 투과하기 쉽고 음성으로 전하되는 물질(알부민 등)은 투과되기 어렵다. 이것을 charge barrier이라고 한다.

• Size barrier

사구체 내피세포 간격, 기저막 족세포 간격의 크기에 따라 투과되는 물질의 크기도 정해지는데, 간단하게 생각하면 체와 같은 역할을 하는 것이다. 이 그물의 크기가 여과물질의 크기를 정하며 이것을 size barrier이라고 한다.

• 단백뇨와 상피세포

단백뇨의 원인은 기저막 장애나 상피세포, 내피세포의 이상, 선천성 핀란드형 신장증(Congenital Finnish nephrosis)으로 네프린(nephrin)이라고 불리는 상피세포 구성 단백질의 유전자 이상이 보고되었다. 또한, 新潟대학의 清水不二雄은 단백뇨의 원인으로 네프린 이상이 중요하다고 본다.

• 과잉여과설(hyperfiltration theory)

하버드 대학의 Brenner가 주장하는 가설로 당뇨병 진행에 따라 용질 부하, 심방성 나트륨이뇨폴리펩티드(atrial natriuretic polypeptide, ANP)의 증가, 프로스타글란딘 I_2(prostaglandin I_2, PGI_2)의 증가 등으로 인해 사구체여과율이 증가하고, 그 결과 사구체 경화를 초래해 신장 기능이 저하된다는 설이다. 안지오텐신전환효소억제제나 안지오텐신수용체길항제가 이 과잉여과 억제에 유효하다.

• SNGFR의 여담

괴담이 아니라 유학했을 때, 과잉여과설을 세운 유명한 nephrologist(여과과잉설 참조)는 BMW에 타고 있었다. 이 때의 자동차 번호판이 'SNGFR'였다. 이 정도의 여유를 우리 의학자들도 갖길 바란다.

• 사구체여과 속도 추정(estimated GFR)

사구체여과 속도 추정은 혈청크레아티닌 농도와 성별·연령으로 계산한 GFR이며 크레아티닌 clearance보다도 정확하게 GFR을 추정할 수 있다. 기아 상태로 근육량이 적은 사람이나 하체절단 환자에게는 cystatin C를 사용한 추산식을 사용한다.

◈ 참고문헌

Stevens LA, et al. Assessing kidney function—measured and estimated glomerular filtration rate. N Engl J Med. 2006 ; 354 : 2473-83.

15 요세관의 재흡수와 분비

Lasix®와 Samsca®

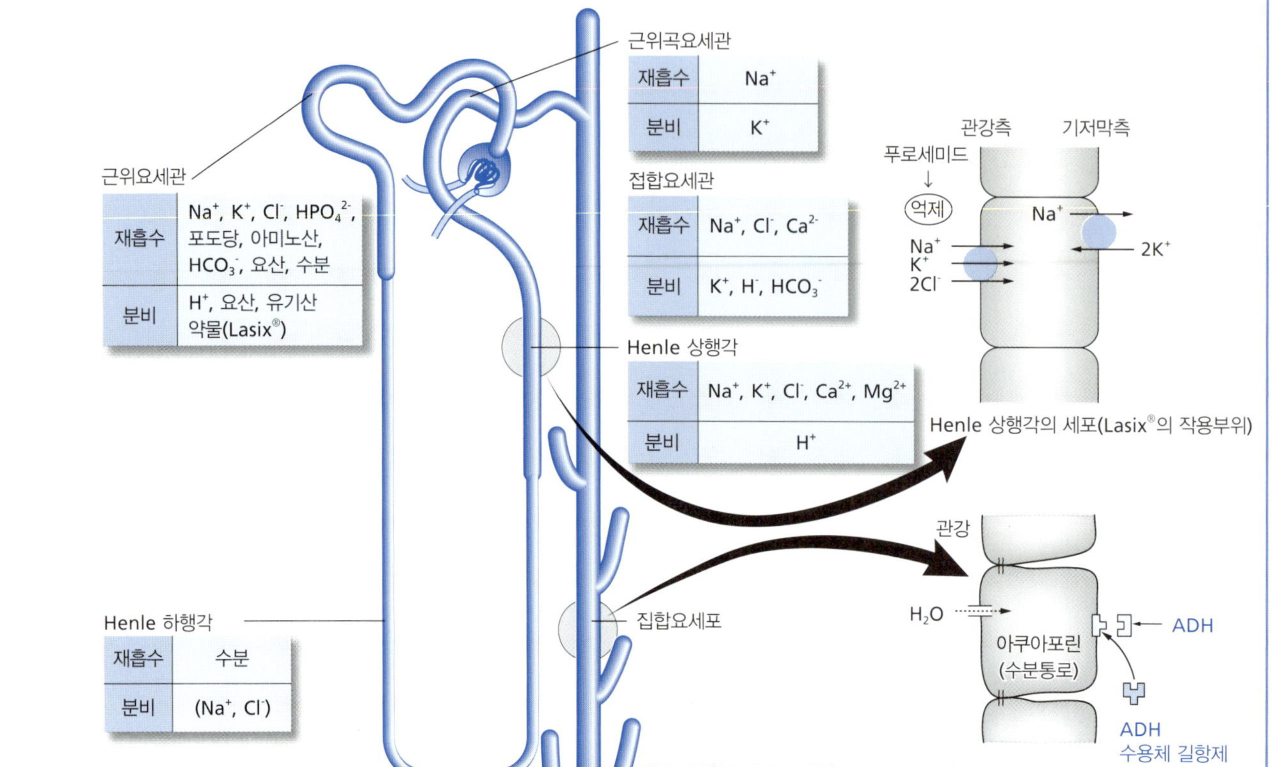

	개재세포 (α)	개재세포 (β)	집합관세포
재흡수	-	Cl^-	Na^+ 수분(ADH 존재 시)
분비	H^+	HCO_3^-	K^+

이뇨제 Lasix®(furosemide)의 효과를 이해하기 위해서는 **요세관 기능**을 알아야 한다. 우선, 효과 발현에는 **근위요세관의 약물 분비**와 **Henle 상행각의 Na-K-2Cl** 수송저해 두 단계가 필요하다. Lasix®는 혈액 속 단백질과 결합하기 때문에 사구체에서는 여과되지 않는다. 혈액 속 단백질 결합 Lasix®는 근위요세관세포로 들어가 그 관강측막에서 분비된다. 분비된 Lasix®는 요세관 관강 내를 원뇨와 함께 Henle loop를 통해 Henle의 두꺼운 상행각에 다다르게 된다. 여기에서 Henle 상행각의 관강측막에 있는 Na-K-2Cl 수송을 억제하고 Na 이뇨작용을 발휘하게 된다(그림 참조). 수분의 재흡수는 근위요세관에서 대부분 이루어지며 소변희석부위(Henle 상행각이나 원위요세관: 수분의 투과성이 낮고 Na 재흡수가 나타나 소변이 희석된다)에서 수분은 재흡수되지 않는다. 그대로 소변으로 배설되면 희석뇨가 되지만 ADH(항이뇨호르몬)이 집합요세관에 작용해 수분의 투과성을 증가시키면(아쿠아포린 발현) 물이 삼투압 기울기에 따라서 재흡수된다(신장 유두부의 삼투압은 1,200mOsm/kgH_2O로 높기 때문에 삼투압 기울기에 따라 수분이 재흡수된다). ADH가 존재할 때에 ADH 수용체 길항제(수분 이뇨제인 Samsca® 등)를 투여하면 수분 재흡수가 억제되어 수분 이뇨가 일어난다.

네프론에 있는 사구체는 다량의 혈장을 여과하여 원뇨를 생산하지만, 요세관은 이 원뇨에서 필요한 성분을 **재흡수**하여 체내로 되돌리는 작용과 유기산 등의 물질을 분비에 따라서 배설하는 역할도 하고 있다. 즉, **요세관에서는 불필요한 물질을 분비**하고 **필요한 물질을 재흡수하는 기능**이 있다. 각각의 요세관에 따라 분비·재흡수되는 물질은 다르며 이것을 정리한 것이 표이다.

분비에서 중요한 것은 근위요세관에서의 **약물 분비**, **요산 분비**, 원위요세관 또는 집합요세관에서의 **H^+ 분비**, **K^+ 분비** 등이다. 이에 비해 재흡수는 거의 모든 요세관에서 이루어진다.

• 재흡수(reabsorption)

사구체에서 여과된 원뇨는 **14장**에서 서술했듯이 다량이며 이대로 소변을 체외로 배설하면 사람은 탈수를 일으킬 수 있다. 이것을 요세관에서 99%를 재흡수하고, 남은 1% 이하를 소변으로 배설한다. 양적으로는 대부분이 근위요세관에서 재흡수되며, 세밀한 조절에 필요한 양은 다른 요세관에서 재흡수된다.

• 분비(secretion)

사구체에서 여과되기 어려운 물질이나 여과만으로는 배설이 충분하지 못한 물질은 분비에 따라 배설된다. 왼쪽 항목에서 서술한 Lasix®나 항생물질 등의 약물은 근위요세관의 S_2 부분에서 분비된다.

• 요산의 요세관에서의 수송

표유류의 요산수송은 종에 따라서 다르므로 토끼나 쥐의 실험으로는 사람의 요산수송을 해명하기 어렵다. 원숭이를 이용한 요산수송은 사람과 비슷하다. 이 요산 재흡수는 Na^+ 재흡수와 관련되어 있고, 탈수 등으로 Na^+ 재흡수 항진이 나타나면 요산재흡수가 증가하여 고요산혈증이 된다.

• Na^+ 재흡수

Na^+은 근위요세관에서 대부분(70%) 재흡수된다. 각 네프론 부위에서 Na^+ 재흡수 비율을 관찰하면 근위요세관에서 70%, Henle loop에서 20~25%, 원위요세관에서 8~10%, 집합관에서 3~5%이다.

• K^+ 재흡수와 분비

K^+은 대부분이 근위요세관에서 재흡수되며, 소변으로 배설되는 K^+은 집합요세관에서 분비되는 것이다. 따라서, K^+ 배설을 위한 중요한 조절부위는 집합요세관이 된다.

• 소변 중 인(P) 배설량

P의 재흡수는 근위요세관에서 이루어지며 P 재흡수량(%TRP)에서 근위요세관 재흡수 기능을 추정할 수 있다(**16장**). PTH로 인해 재흡수가 억제된다.

• 막에서의 전해질 운송

세포막에서 전해질 운송은 여러 가지 형태가 있다. 에너지를 필요로 하지 않는 수동수송과 에너지를 필요로 하는 능동수송으로 크게 나뉜다.

• **수동수송(passive transport)**

막을 사이에 두고 양쪽에 있는 물질인 화학적(농도) 및 전기적(플러스 또는 마이너스) 전위(potential)가 높은 쪽에서 낮은 쪽으로 물질이 이동하는 형식을 말한다. 이 중에서는 고농도에서 저농도로 이동할 때 사용되는 **확산(diffusion)**, 삼투압 차이로 인한 수분의 이동과 함께 용질의 이동에 사용하는 **용매끌기(solvent drag)**, 농도 기울기과 함께 이동하지만 확산보다도 빠른 이동에 사용하는 **촉진 확산(facilitated diffusion)** 등이 있다. 촉진 확산은 막에 존재하는 **운반체(carrier)**가 수송하는 **운반체매개운반(carrier mediated transport)** 중 하나이다.

• **능동수송(active transport)**

전기화학적 전위(potential)를 거슬러 물질이 수송되는 경우를 말하지만, Na-K 교환수송(Ka-K-ATPase)과 같은 직접 에너지를 필요로 하는 **일차성 능동수송**, 두꺼운 Henle 상행각에 있는 **Na-K-2Cl 수송**과 같은 Na-K-ATPase에 따라 형성된 Na^+ 세포 내외의 농도 기울기를 이용한 물질수송을 실시하는 **이차성 능동수송**으로 나뉜다. 일차성 능동수송에는 Na-K 펌프 외에 **Ca 펌프**, **H 펌프** 등이 있다. 이차성 능동수송에는 근위요세관에서 실시되는 아미노산, 포도당, 요산, 인산 등의 **Na 공동수송(cotransport)**이나 집합요세관에서의 **Na-H 교환수송(counter transport)** 등이 있다.

• 안지오텐신 II의 요세관 작용

안지오텐신 II는 세포외액 감소에 대해 2가지의 작용으로 항상성을 유지하고 있다. 첫 번째는 혈관 수축으로 혈압을 유지하는 것이며 두 번째는 신장 세관에서 Na^+ 재흡수를 증가시켜 세포외액을 증가시키는 것이다. 이 두 번째의 Na^+ 재흡수 증가작용은 알도스테론 분비를 통해 집합요세관의 Na^+ 재흡수를 증가시켜, 안지오텐신 II의 직접작용으로 근위요세관의 Na^+ 재흡수를 증가시키는 작용에 따르고 있다.

최근에는 요세관 내에 존재하는 안지오텐신 II 농도가 혈장의 약 1,000배나 있는 것이 보고되어 신장조직 내 레닌-안지오텐신 계통의 역할이 주목받고 있다.

◈ 참고문헌

Madsen KM, Tisher CC. Structural—functional relationship along the distal nephron. Am J Physiol. 1986 Jun ; 250 : F1-15.

16 근위요세관(proximal tubule)의 기능

당뇨병이 아닌 요당

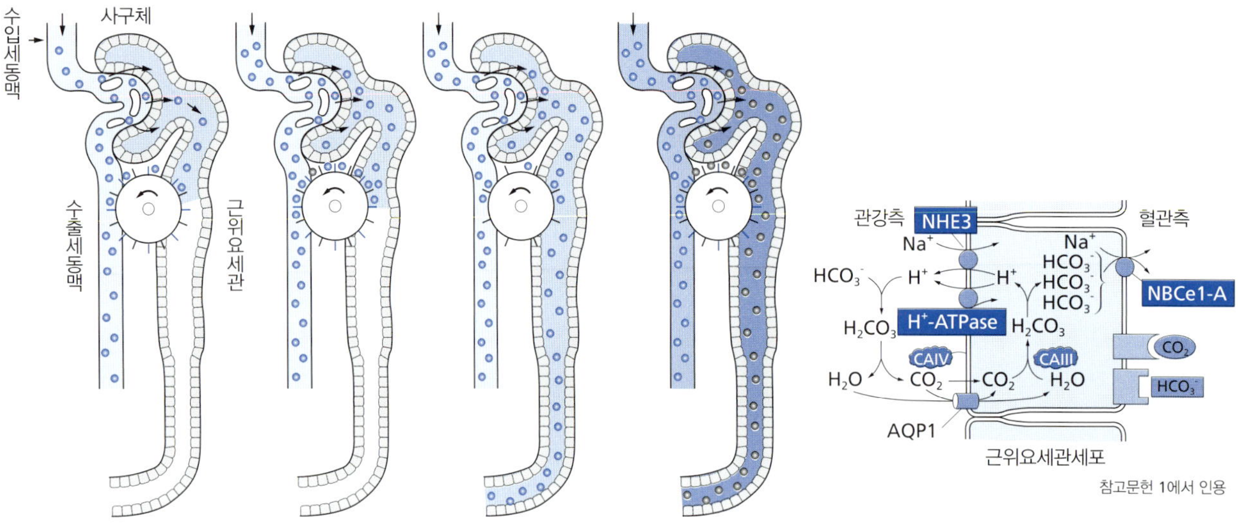

참고문헌 1에서 인용

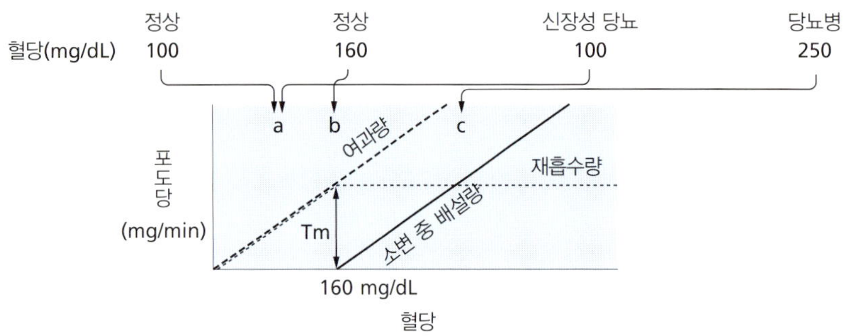

근위요세관에서의 포도당 재흡수

a: 보통은 요당이 나타나지 않지만 신장성 당뇨에서는 출현한다.

b: Tm, 정상에서는 요당은 나타나지 않지만 여기를 넘으면 당뇨가 나온다.

c: 혈당이 높고 재흡수력을 뛰어넘으므로 정상이라도 다량의 요당이 나타난다.

$$\%TPR=\frac{\text{요세관 인 재흡수량}}{\text{사구체 인 여과량}}\times100=\frac{GFR\times Pp-UpV}{GFR\times Pp}\times100=\left(1-\frac{UpV}{GFR\times Pp}\right)\times100=\left(1-\frac{UpV}{\frac{UcrV}{Pcr}\times Pp}\right)\times100=\left(1-\frac{Pcr\times UpV}{Pp\times Ucr}\right)\times100$$

%TPR은 혈장과 소변의 인 농도와 크레아티닌 농도로 계산할 수 있다.
(GFR: 사구체여과율, Pp: 혈장 인 농도, Up: 소변 중 인 농도, V: 소변량, Pcr: 혈장크레아티닌 농도, Ucr: 소변 중 크레아티닌 농도)

요당(urine glucose)이 관찰되었다고 바로 **당뇨병**이라고 오진하는 경우가 있다. 혈당이 높고 사구체에서 여과된 포도당(혈액 농도와 같다)을 요세관에서 모두 재흡수할 수 없기 때문에 요당이 되는 것이다. 하지만, 혈당이 정상(원뇨의 포도당이 160mg/dL 이하)이라도 포도당을 재흡수하는 근위요세관 기능이 저하하면 요당이 나타난다(그림 참조, **신장성 당뇨**).

근위요세관은 사구체에서 Henle loop 기시부 사이까지의 부분에 있으며 **S_1, S_2, S_3**(S는 segment의 약어)의 3개의 부위로 나눌 수 있다. 이 부분의 요세관은 다량의 전해질 및 수분을 재흡수한다(원뇨의 약 70%를 재흡수한다). 단, 좀 더 소변의 성분을 세밀하게 조절하는 것은 원위부의 요세관이다. 또한, 근위요세관 상피는 수분의 투과성이 높으므로 Na^+과 함께 수분도 재흡수된다(**등장성 재흡수**, 소변은 농축되거나 희석되지 않는다). 또한 NaCl만이 아니라 **포도당**이나 **아미노산**도 이 부위에서 재흡수된다. 그래서 이 부위의 장애로 **판코니 증후군(fanconi syndrome)**이 나타난다. 또한, **재흡수 역치**의 저하로 **신장성 당뇨**를 초래한다. **인(P)이나 요산 재흡수**도 근위요세관에서 이루어지며 **%TRP나 혈청요산치**는 근위요세관 기능을 추정하는데 중요하다. 산 배설도 원위요세관뿐만 아니라 근위요세관에서도 이루어지며 이 부위에서의 장애는 **근위요세관성 산증(proximal renal tubular acidosis, pRTA)**을 초래한다. **이뇨제인 푸로세미드(furosemide)**나 **항생물질의 분비**는 근위요세관 S_2에서 이루어진다.

수송 기능뿐만 아니라 **비타민 D 활성화(1α-hydroxy-**

lase)도 근위요세관에서 이루어진다. 또한, **부갑상선호르몬(parathyroid hormone, PTH)**의 작용부위에서 **P의 재흡수 억제, HCO_3^- 재흡수 억제** 등을 일으킨다.

• 불균질성(heterogeneity)

근위요세관은 사구체에서 시작해 S_1, S_2, S_3인 3개의 부위로 나눌 수 있는데, 이것을 **intranephronal heterogeneity(axial heterogeneity)**라고 한다. 이것에 대해 그림 **왼쪽**과 같이 피질에 가까운 사구체(**피질네프론, outer cortical nephron**)에서 나타나는 근위요세관과 수질에 가까운 피질에 있는 사구체(**수질옆네프론, juxtamedullary nephron**)에서 나타나는 근위요세관에서의 기능이 다르며, 이 차이를 **internephronal heterogeneity**라고 한다. S_1과 S_2의 일부는 형태적으로 **근위곡요세관**, S_2의 일부와 S_3는 **근위직요세관**이라고도 불린다.

• 피질네프론과 수질옆네프론

피질네프론은 수가 많지만, Henle loop는 짧다. 이에 비해 수질옆네프론은 긴 Henle loop를 갖고 수는 적지만 NaCl 저류에 작용한다. 피질네프론의 사구체는 작고 수질옆네프론의 사구체는 크다.

• 근위요세관의 특징

전해질 운송에너지는 기저측 막에 있는 Na-K-ATPase이다. 이 결과 형성된 세포 내 원전위와 Na^+, K^+ 농도 기울기를 이용하여 전해질 운송이 이루어진다. Na^+ 외에 포도당, 아미노산, 요산, 요소, HCO_3^-, 수분이 재흡수되며 유기산, 요산, 암모니아, 요소, H^+ 물질이 분비된다.

• 등장성 Na^+ 재흡수

근위요세관에서는 Na^+이 능동적(에너지를 필요로 한다)으로 재흡수되지만, Na^+ 재흡수로 인해 생기는 Na^+ 농도 기울기(삼투압 기울기)에 따라 수동적으로 수분이 재흡수된다. 이것은 근위요세관의 수분 투과성이 높기(수분이 지나기 쉽다) 때문이다. 따라서, 전체적으로 보면 Na^+과 수분이 동시에 재흡수되는 것처럼 보인다(등장성 재흡수).

• 재흡수 역치(maximum tubular absorption, Tm)

포도당의 재흡수는 관강측막에서 Na^+ 농도 기울기를 이용한 Na^+과의 공동 수송이 있으며, 세포 내로 들어간 포도당은 측저막의 단일 수송(포도당의 특이적 수송운반체)에 따라서 혈관측으로 수송된다. 이 포도당 수송은 그림 **중간**의 그래프로 표시했듯이 제한이 있으며, 일정 이상의 부하가 가해지면 모두 재흡수되지 않는다. 이 수치를 재흡수 역치(Tm)라고 한다.

• 신장성 당뇨(renal glycosurial)

혈당이 정상이라도 요당이 플러스가 되는 경우가 있다. 이러한 요당을 신장성 요당이라고 한다. 근위요세관에서의 포도당 Tm은 약 160mg/dL이며, 이 수치를 넘지 않는 한, 요당은 나타나지 않는다. 하지만, 근위요세관에서의 포도당 재흡수 기능이 저하되는 경우에는, 혈청 포도당 농도 이하인 상태(정상 혈당치)에서도 요당이 나타난다. 특별히 증상이 나타나지 않는 단독 신장성 요당은 치료할 필요가 없다. 당뇨병이라고 감별하기 위해서는 혈당을 측정하면 좋다.

• %TRP(인 재흡수량, % tubular reabsorption of phosphate)

인 재흡수량을 여과된 인량 %로 나타내는 것이다. 사구체에서 여과된 인의 양은 혈청 인 농도에 GFR을 곱한 계산식으로 표현한다. 이 여과된 인량에서 소변 중 배설량을 뺀 것이 재흡수량으로 그림 **아래**에 표시한 계산식이다.

• 비타민 D 활성화

활성형 비타민 D의 전구 물질인 **비타민 D_3**는 피부에서 적외선 작용으로 만들어지거나 식사 시 섭취된다. 이 비타민 D는 **간에서 25위로 수산화**를 받고, 신장 근위요세관에서 1위로 수산화를 받아 1α, $25(OH)_2D_3$가 된다. 이것이 **활성형 비타민 D**이다.

• PTH 작용

P과 HCO_3^- 재흡수 억제를 하지만, 이것은 Na^+ 재흡수 억제로 인한 이차적인 영향이라고 생각된다. 또한 PTH은 근위요세관의 **1α-hydroxylase**를 cyclic AMP를 통해 활성화하고 25-hydroxyvitamin D에서 1,25-dihydroxyvitamin D(**활성형 비타민 D**)로 변환한다.

• 판코니 증후군(fanconi syndrome)

근위요세관장애로 나타나는 질환이며 소변 중에서 근위요세관으로 재흡수되어야 하는 인산, 포도당, 요산, 아미노산이 누실된다. 판코니 증후군은 근위요세관의 기능 부전이 원인이며, 비타민 D_3수용체결손, 1α-hydroxylase 효소결손, Wilson병, 시스틴뇨증 등이 있다.

• 근위요세관성 산증(pRTA)

H^+ 분비(HCO 재흡수)가 장애가 되면 일어난다. 원위요세관의 요산성화 기능이 정상이라면 소변 pH는 저하하므로 HCO_3^- 소실로 인해 어느 정도 혈청 HCO_3^-이 저하하면 평형상태가 되며 그 이상의 HCO_3^- 누실은 일어나지 않는다.

◈ 참고문헌

1. 関根孝司 : 酸塩基平衡と腎による調節 (3) —酸塩基平衡に関与する分子群—. Nephrology Frontier Vol.11 No.1 2012 : 61.
2. Maddox DA, Gennari FJ. The early proximal tubule : a high-capacity delivery-responsive reabsorptive site. Am J Physiol. 1987 ; 252 : F573-84.

17 Henle loop의 기능

소변의 농축과 희석

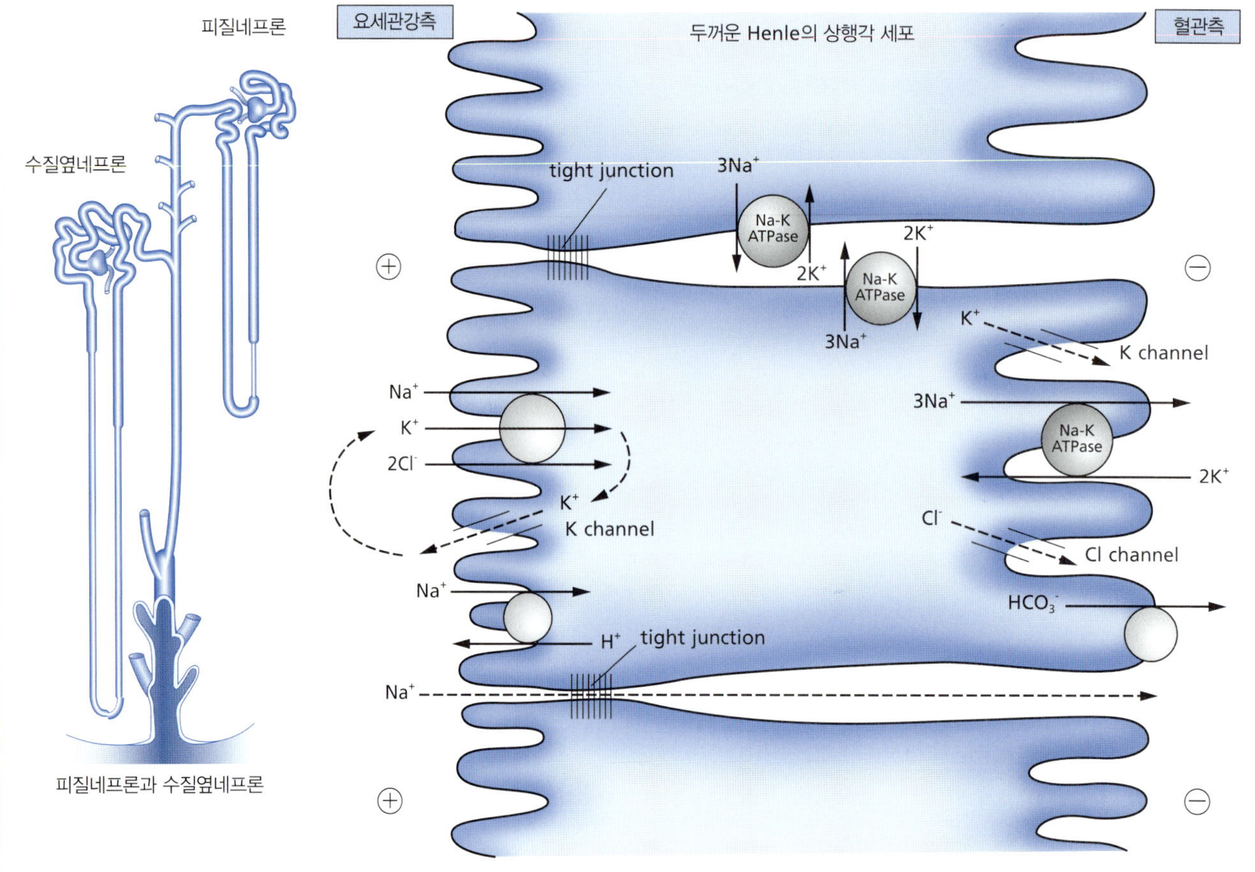

Henle loop에서 **수질옆네프론**은 길고, **피질네프론**은 짧다. Henle loop는 **소변의 농축**에 필요하며 농축에 필요한 에너지는 두꺼운 Henle 상행각에서 공급된다. **포유류**와 **조류**에게만 Henle loop가 있으며 어류나 양서류, 파충류에게는 존재하지 않는다. 또한, Henle loop가 **길수록 농축력이 강력**해지는데, **사막쥐**의 경우 Henle loop가 길어 소변량이 수 mL로 1년간 생존할 수 있다. Henle loop는 신장의 간질 삼투압을 높이기(소변의 최고 농축 삼투압까지)위해 필요하다. 이 고삼투압은 **역류증폭계(countercurrent multiplier system) 기구**에 의해 형성되지만, 이 농도 기울기를 유지하기 위해서는 **역류교환계**라는 혈관의 구조가 필요하다**(20장)**.

두꺼운 Henle 상행각은 희석력과 농축력에 필요한 전해질 재흡수[수분 투과성이 낮으므로 전해질 재흡수(Na-K-2Cl 수송)로 인해 소변이 희석된다]가 이루어지는 것 외에 **탐-호스폴단백질(Tamm-Horsfall protein)**을 분비한다. 이 단백질은 소변 중 **원주**형성의 기본(기질)이 된다.

Henle loop는 **하행각, 얇은 상행각, 수질부 두꺼운 상행각, 피질부 두꺼운 상행각**으로 나눌 수 있으며 기능 그대로 중요한 것은 두꺼운 Henle 상행각이다.

Loop 이뇨제의 푸로세미드(furosemide)나 **부메타니드(bumetanide)**는 두꺼운 Henle 상행각에 있는 **Na-K-2Cl 수송**을 억제하여 이뇨작용을 발휘한다.

• Loop의 길이와 농축력

1909년 Peter는 Henle loop의 길이와 소변의 최대 농축력 간에 비례관계가 있다고 보고했다. Loop의 길이가 길수록 선단부위에서의 간질 삼투압이 높아지고 최대 소변 삼투압은 간질 삼투압에 따라 정해지기 때문에 소변농축력이 증가한다.

• 두꺼운 Henle 상행각(thick ascending limb of Henle's loop, TAL)

TAL은 수질부(MTAL)와 피질부(CTAL)로 나뉘지만, 구성 세포는 2종류가 있다. smooth-surface cell과 rongh-surface sell이다.

• Ca^{2+}과 Mg^{2+} 수송

TAL에서는 Ca^{2+}과 Mg^{2+}의 재흡수가 이루어진다. 사구체로 여과된 Ca^{2+} 20~25%, Mg^{2+} 50~60%가 이 부위로 재흡수된다. 관강 내가 플러스 전위이기 때문에 양이온이 재흡수되지만(수동적 수송), 그 외에도 Ca^{2+}는 CTAL로 능동적으로 재흡수되고 있다. 항이뇨호르몬(antidiuretic hormone, ADH), 갑상선호르몬(parathyroid hormone, PTH), 칼시토닌(calcitonin)은 Ca^{2+}과 Mg^{2+} 재흡수를 촉진한다.

• Na-K-2Cl 공동수송

처음에는 TAL에 Cl^- 능동수송이 존재한다고 믿어 왔지만, 현재로는 Na-K-2Cl 공동수송인 것이 확인되었다. 이 공동수송은 에를리히(Ehrlich) 복수암 세포에서 발견되었는데, Cl^- 수송을 실시하는 상피에 넓게 분포되어 있다. 에너지에서는 측저막에 있는 Na-K-ATPase로 인해 생긴 세포 내외의 Na^+ 기울기를 구동력으로 이용한다(이차성 능동수송).

• 호르몬의 영향

CTAL에서는 PTH, 칼시토닌, 글루카곤(glucagon)이며 MTAL에서는 ADH, 칼시토닌, 글루카곤에 의해 adeny cyclase 활성이 상승하는 것을 알 수 있다. 이 부위에서의 NaCl, Ca^{2+}, Mg^{2+} 등의 재흡수 조절에 관여하고 있다고 생각된다.

• Kokko 수동적 역류(counter flow) 이론

역류증폭계에서는 상행각과 하행각을 향해 용질이 능동적으로 이동할 필요가 있다. 그렇지만, Henle의 얇은 하행각이나 얇은 상행각에는 이것과 맞는 미토콘드리아(mitochondria) 등의 에너지원이 없다. 그래서 Kokko는 막의 용질 투과성의 차이에 따라 용질 이동이 일어날 가능성을 보여주었다. 즉, 수분 투과성이 없는 상행각에서는 Na^+ 쪽이 요소보다도 막 투과성이 높기 때문에 Na^+이 빠져 나와 관강 내가 희석된다. 하행각에서는 수분 투과성이 높고 삼투성에 의해 수분의 재흡수가 일어나고 또한 요소가 흘러나와 관강 내가 농축된다.

• 탐-호스폴단백질(Tamm-Horsfall mucoprotein)

두꺼운 Henle 상행각에서 분비되는 단백질이며 유로모듈린(uromodulin)이라고도 불리고 있다. 면역 기능과 관련이 있다고 생각했지만 확실한 역할은 아직 발견되지 않았다. 임상에서 이러한 단백질이 중요한 것은 원주형성의 기본이 되기 때문이다. 즉, 유리질원주(hyaline cast)에서는 탐-호스폴단백질만으로 원주가 생성되어 세포가 이 단백질로 굳어지는 것이 세포성원주(적혈구원주, 백혈구원주, 상피원주)이며 변형세포나 여과단백질을 포함하는 것이 과립원주(granular cast)이다. 적혈구원주는 사구체신장염이나 혈관염을 시사한다.

• 분리요세관관류법(perfusion of isolated tubule)

NIH의 Maurice Burg가 개발한 연구법이며 신장생리학의 발전에 크게 공헌하였다. 이 방법이 개발되기까지 미세천자(micropuncture)법(**18장**)이나 clearance법(**13장**)만이 요세관 기능을 조사하는 수단이었지만 이러한 방법은 간접적이므로 추정해야 하는 부분이 많았다. 그것에 비하면 분리요세관관류법은 대부분의 모든 요세관을 채취해 직접관류할 수 있어 정보량도 많다. 예를 들어, 토끼의 신장에서 조사하고 싶은 요세관을 현미경하에 분리하여 가느다란 피펫으로 내강을 관류한다. 이 방법으로 loop 부분의 요세관 기능을 연구하여 푸로세미드 작용부위(두꺼운 Henle 상행각)가 결정되거나 Kokko 수동적 농축기구의 가설이 생긴다. 일본에서는 自治医科대학 명예교수인 今井正가 처음 일본에 도입했다.

◈ 참고문헌

1. Gamba G. Molecular biology of distal nephron sodium transport mechanisms. Kidney Int. 1999 ; 56 : 1606-22.
2. Haas M. The Na-K-Cl cotransporters. Am J Physiol. 1994 ; 267 : C869-85.

18 원위요세관의 기능

티아지드 이뇨제(thiazide diuretics)의 작용부위

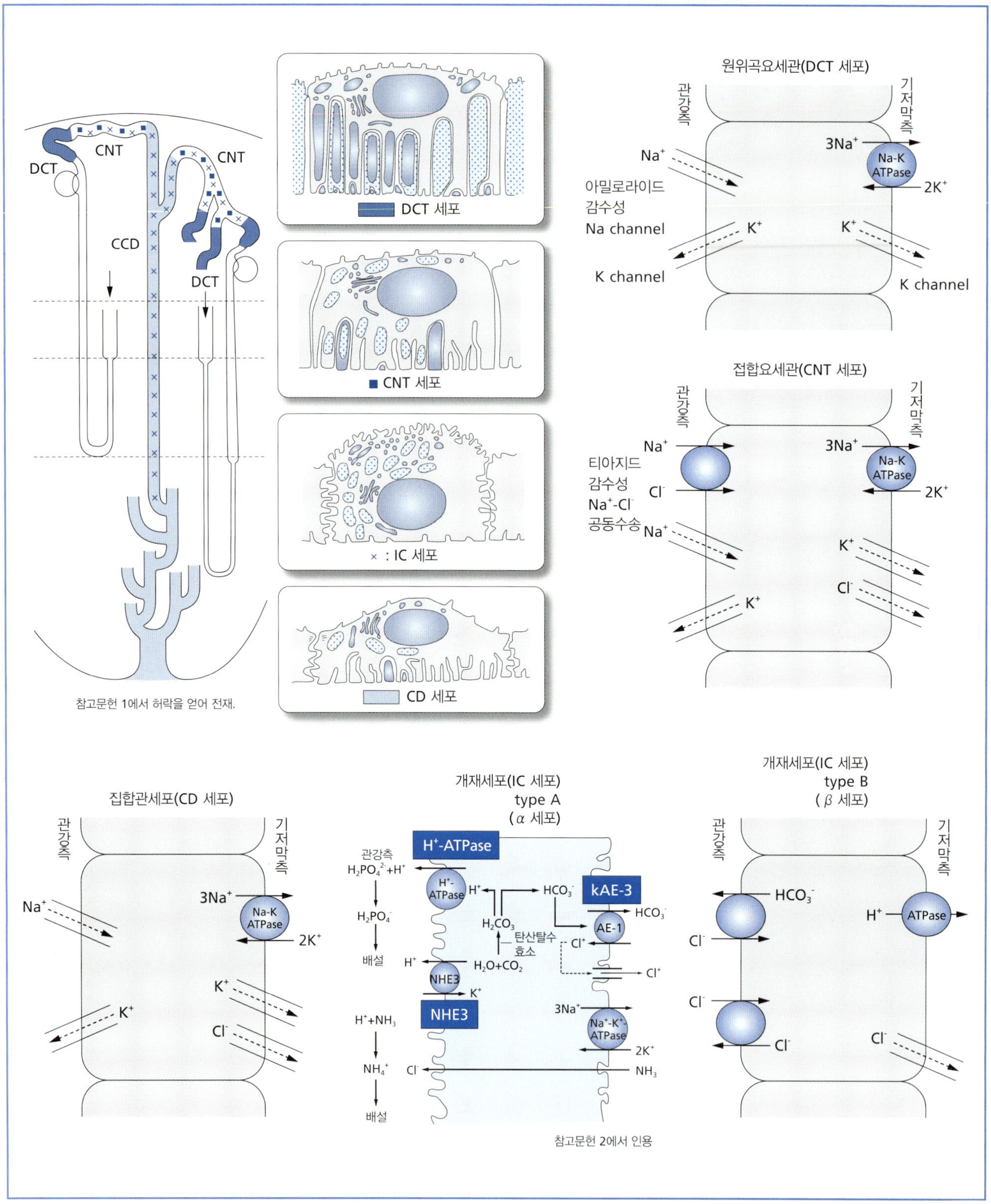

참고문헌 1에서 허락을 얻어 전재.

참고문헌 2에서 인용

원위요세관은 치밀반(**macula densa**)에서 **접합요세관(connecting tubule, CNT)**까지를 말하는데 세포의 성질을 보면 치밀반으로부터 100~200μm은 두꺼운 Henle 상행각과 같다. 이 부위는 전해질 재흡수가 이루어지지만 **수분 투과성은 낮다**. 따라서 **소변은 희석된다(희석부위)**. **티아지드 이뇨제**는 접합요세관에서 작용해 Na^+ 재흡수를 억제해 이뇨작용을 발휘한다.

미세천자(micropuncture)법에서 이 부위에 피펫을 천자해 요세관의 기능을 추측한다. 하지만 미세천자법에서는 천자부위가 **두꺼운 Henle 상행각**(원위직요세관이라고 생각된다)에서 **원위곡요세관(distal convoluted tubule, DCT), 접합요세관, 피질부 집합요세관**인 4부분을 포함하여 각각 부위의 정확한 기능은 알 수 없다.

그림에 표시했듯이 **원위요세관은 원위곡요세관세포**만으로 이루어져 **접합요세관세포와 개재세포(intercalated cell)**인 2종류로 이루어져 있다. **집합요세관은 개재세포와 주세포(principal cell)**로 이루어져 있고 주세포는 집합요세관으로 나타나는 것으로 집합요세관의 지표가 된다.

• 미세천자(micropuncture)

가느다란 유리 피펫을 사용해 쥐의 신장 표면에 가까운 원위요세관과 근위요세관을 천자하고 그 관류액이나 소변의 성질에서 중간 또는 그것보다도 앞이나 뒤의 요세관 기능을 추측하는 실험방법이다. 이 실험방법은 독일의 **Thurau**가 신장 표면 가까이의 사구체와 근위 및 원위요세관을 투시할 수 있는 쥐**(Münich-Wister rat)**를 발견한 것으로부터 발전했다.

• 주세포(principal cell)와 개재세포(intercalated cell)

주세포는 세포질이 밝아 **투명세포(clear cell)**, 개재세포는 세포질이 어두워 **어둠세포(dark cell)**라고도 불린다.

항이뇨호르몬(antidiuretic hormone, ADH)은 주세포(투명세포)에 작용해 수분 조절을 실시하고 개재세포는 H^+ 분비 또는 HCO_3^- 분비를 실시한다.

• 원위곡요세관(distal convoluted tubule, DCT)

치밀반(macula densa)으로부터 200μm 떨어진 곳에서 시작하여 500μm 이어진 구불구불한 부위이다. 측저막의 파임이 선명하며 미토콘드리아도 풍부해서 **Na-K-ATPase 활성이 높아 Na^+ 능동수송이 활발**하게 이루어지고 있음을 시사한다.

• 원위곡요세관세포(DCT 세포)

Na^+ 수송은 관강측막에 있는 **아밀로라이드 감수성 나트륨통로**(epithelial sodium channel, ENaC)를 통해 세포 내로 들어간 Na^+이 측저막에 있는 Na-K-ATPase로 인해 능동적으로 나오는 경로를 추측할 수 있다.

• 접합요세관(connecting tubule, CNT)

요세관의 형식은 발생 단계부터 사구체에서 뻗어 나온 **신장발생조직(nephrogenic tissue)**과 요관에서 뻗어 나온 **요관싹(ureteric bud)**이 유착하여 1개의 요세관이 만들어진다. 이 접합부위가 접합요세관이며 양쪽 세포가 혼재하게 된다. **접합요세관세포와 개재세포인 2종류의 세포**로 이루어져 접합요세관세포는 비교적 큰 세포로 측저막의 파임도 나타난다. 개재세포는 미토콘드리아가 풍부하지만 측저막의 파임은 적다.

• 접합요세관세포(CNT 세포)

원위요세관세포에 있는 **아밀로이드 감수성 나트륨통로**외에 **티아지드 감수성 Na-Cl 공동수송**이 존재한다.

• 개재세포(intercalated cell)

개재세포는 측저막에서 Na-K-ATPase 활성이 거의 없고(Na 펌프가 적다) **H^+ 분비와 HCO_3^- 분비를 실시하는 세포**이다. H^+ 분비세포와 HCO_3^- 분비세포는 다르다고 생각되므로 2종류의 개재세포**(type A, type B)**가 존재한다. **Type A(α세포)는 H-K 역수송과 H 펌프로 H^+ 분비**를 실시하고 **type B(β세포)에서는 HCO_3^-Cl 역수송을 사용해 HCO_3^- 분비**를 실시한다.

• 티아지드 이뇨제 작용부위

티아지드 이뇨제는 접합요세관의 Na^+ 수송을 억제하지만, 원위곡요세관이나 피질부 접합요세관에서는 작용하지 않는다. 이것으로 티아지드는 접합요세관의 접합요세관세포에 작용한다(개재세포는 접합관에도 존재한다). 관강측막에 있는 Na-Cl 공동수송을 억제한다고 생각된다.

• 호르몬의 영향

부갑상선호르몬(parathyroid hormone, PTH)은 접합요세관에 작용해 **Ca^{2+} 재흡수를 촉진**한다(접합요세관세포). **칼시토닌**은 원위곡요세관에 작용하여 Na^+ 재흡수를 억제한다. **알도스테론**은 접합요세관의 주세포에 작용해 Na^+ 재흡수를 증가시키며 이와 함께 이차적으로 K^+ 분비가 항진된다.

◈ 참고문헌

1. 今井正, 谷口淳一 : 遠位曲尿細管, 接合尿細管の機能, 臨床生理学シリーズ④腎臓（星猛, 入來正躬監修）, p.62, 1989, 南江堂.
2. 関根孝司 : 酸塩基平衡と腎による調節（3）―酸塩基平衡に関与する分子群―. Nephrology Frontier Vol.11 No.1 2012 : 61.
3. Imai M, Nakamura R. Function of distal convoluted and connecting tubules studied by isolated nephron fragments. Kidney Int. 1982 ; 22 : 465-72.

19 집합요세관의 기능

항이뇨호르몬(ADH)의 작용부위

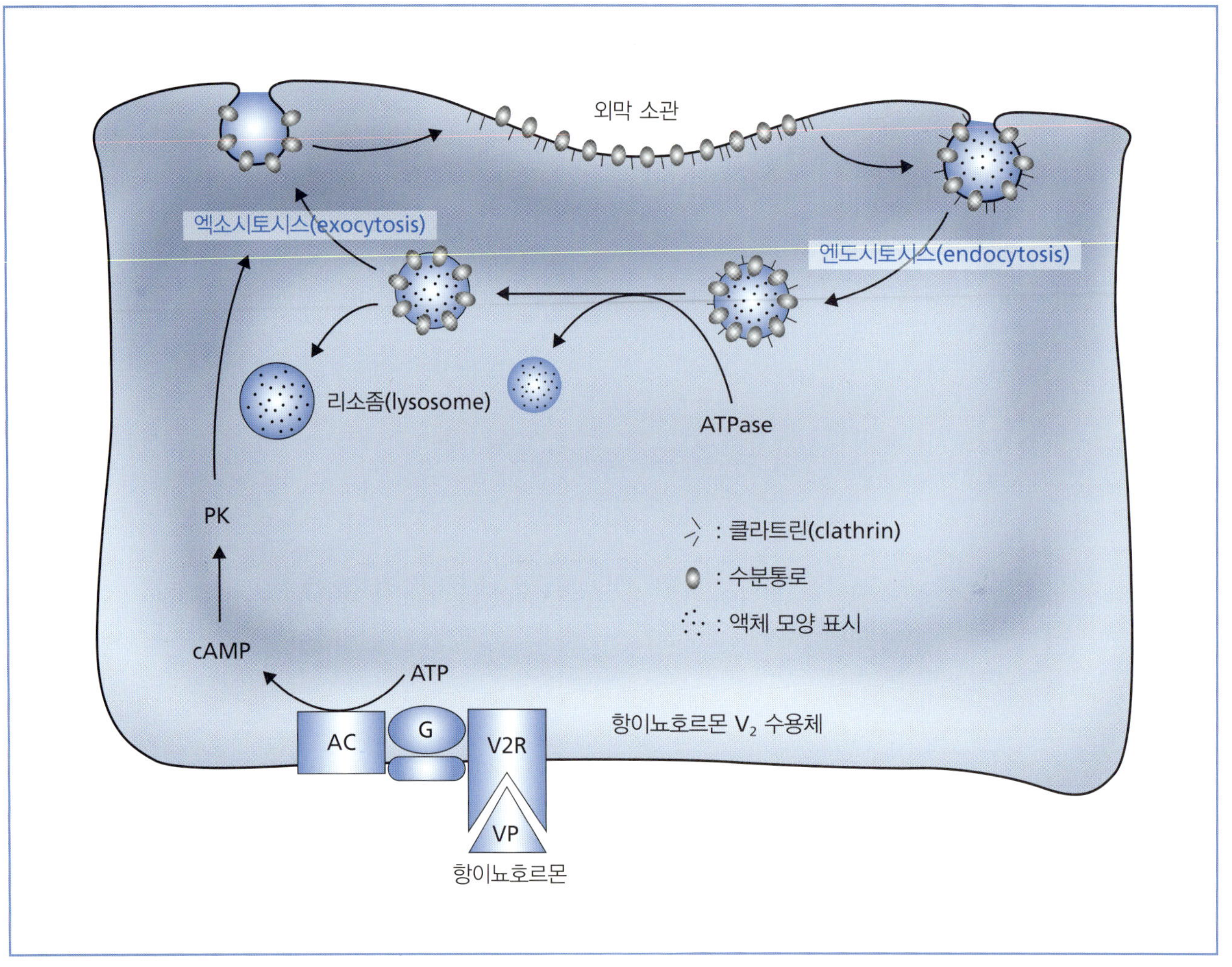

집합관은 접합요세관(18장), **피질부 집합요세관(cortical collecting tubule)**, **수질부 집합요세관(medullary collecting tubule)**, **유두부 집합관(papillary collecting duct)**으로 나눌 수 있다. 각각의 부위는 다른 작용을 하지만, 이 부위에서 중요한 것은 **소변 농축작용**이다. 소변 농축은 **항이뇨호르몬(antidiuretic hormone, ADH)**작용부위에 있는 집합요세관에서 이루어진다. 또한, **Na^+ 재흡수**나 **H^+ 분비를 조절**하고 있는 것도 이 작용부위이다.

ADH는 피질부 및 수질부 집합요세관에 작용하고 **관강측의 수분 투과성을 증가**시켜(**수분통로**의 증가에 따라) **소변을 농축**한다. 집합관 주변의 간질은 삼투압이 높은 것에 비해 요세관강에서 흘러들어가는 소변은 희석부위에서 열어지기 때문에(20장), 수분 투과성이 증가하면 관강 내 수분이 삼투압으로 인해 간질로 이동해 소변이 농축된다. **ADH는 집합요세관의 주세포(principal cell)로 작용한다.**

알도스테론(aldosterone)은 **부신피질**에서 분비되는 호르몬이며 이 호르몬의 작용부위도 집합요세관이다. **Na^+과 Cl^- 재흡수를 증가**시킴과 **동시에 K^+과 H^+ 분비를 자극**한다.

따라서 이 부위는 **소변이 농축(자유수 clearance를 마이너스로 바꿔 자유수를 체내에 남긴다.** 13장)되는 장소이다. 또한 **Na^+, K^+, H^+ 배설을 최종적으로 조절**하는 장소이기도 하다. H^+ 분비나 HCO_3^- 분비에도 관여하여 **개재세포(intercalated cell)**가 산의 배설조절을 실시하고 있다. 이 부위에서의 분비 장애는 **원위요세관성 산증(distal renal tubular acidosis, dRTA)**이라고 불린다.

• 알도스테론(aldosterone)

부신피질의 사구대(zona glomerulosa)에서 분비되며, **안지오텐신 II**, **고칼륨혈증**으로 인해 자극된다[부신피질자극호르몬(adrenocorticotropic hormone, ACTH)에서도 약한 자극 작용이 있다]. Na^+ 섭취량이 증가하면 세포외액량이 증가하고 레닌-안지오텐신-알도스테론(22장)이 억제되며, 집합요세관에서의 Na^+ 재흡수가 감소하여[알도스테론 집합요세관에서의 작용과 안지오텐신 II의 근위요세관에서의 작용(16장)] 세포외액량을 감소시킨다. 반대로 Na^+ 섭취량이 저하되어 세포외액이 감소하면(탈수) 레닌-안지오텐신-알도스테론은 항진하고 세포외액을 상승시켜 항상성을 유지하려고 한다.

• 부신에서의 알도스테론 생성

부신피질에서는 **알도스테론** 이외에 **콜티솔(cortisol)**이나 **에스트로겐(estrogen)**, **안드로겐(androgen)**[속상대(zona fasciculate)와 망상대(zona reticularis)]이 분비되고 있다. 이러한 호르몬은 그림으로 표시한 경로에서 **콜레스테롤로 인해 생성**된다. 단, 사구대만으로 알데히드로 변화되는 효소(P450)가 존재하고 18C에서 OH가 결합한다. 이 효소는 안지오텐신 II로 인해 자극된다.

• 항이뇨호르몬(antidiuretic hormone, ADH, 25장)

사람에게는 **아르지닌 바소프레신(arginine vasopressin)**이라고 불리는 **시상하부**에서 생성되는 **폴리펩티드(polypeptide)**를 말한다. ADH를 포함한 과립은 **뇌하수체후엽으로 이동**해 저장되며 자극으로 혈액에 분비된다. 이외에 시상하부에서 뇌척수액으로 직접 흘러 들어가는 경로도 존재한다. **간과 신장에서 대사**되며 **반감기는 15~20분으로 짧다**. 작용부위는 **집합요세관의 주세포**이며 관강측막의 **수분 투과성**을 늘려(**수분통로**의 증가), **자유수 clearance**를 증가시킨다. ADH는 **아데닐사이클라아제(adenyl cyclase) 활성을 상승**키는 것으로 **단백질키나아제(protein kinase, PK) 활성화**의 방아쇠가 된다. PK 활성화는 수분통로를 포함한 세포내공포(physalis)를 그림으로 나타낸 것과 같이 관강측막에 부착되어 관강측막의 수분통로 수를 증가시킨다. ADH 작용이 없어지면 관강측막의 수분통로는 **엔도시토시스(endocytosis)**에 따라 세포내공포로써 저장해둔다.

ADH는 수분에 대한 작용뿐만 아니라 집합요세관의 Na^+ 재흡수, K^+ 분비, H^+ 분비를 자극한다. 이 전해질에 대한 ADH 작용은 생리적으로 그다지 중요하지는 않다.

• ADH 분비 증가

ADH 분비 자극은 혈청 고삼투압(hyperosmolality)과 유효순환혈장량의 저하인 2가지이다. 이 2가지의 자극은 ADH 분비가 증가함에 따라 수분 배설을 감소시키는 동시에 시상하부에 작용해 갈증을 일으켜 수분 섭취를 증가시킨다. 양쪽 모두 혈청 삼투압과 유효순환혈장량을 정상화시킨다.

• ADH 길항제

ADH 수용체 길항제가 최근 발표된 심부전 치료에 사용되고 있다. 이것은 ADH 수용체에서 길항해 수분 이뇨를 일으킨다.

• 피질부 집합요세관(cortical collecting tubule)

집합요세관으로 이어지는 부분이며 평균 약 6개의 요세관이 합류한다. 주세포와 개재세포의 비율은 약 6:4이다. 주세포에서는 ADH가 작용하므로 이 부위에서도 소변 농축이 확인된다. 또한, 개재세포에 대해서는 알도스테론이 작용한다.

• 수질부 집합요세관(medullary collecting tubule)

외부 수질부 집합관(outer medullary collecting duct, OMCD)과 내부 수질부 집합관(inner medullary collecting duct, IMCD)인 2개의 부분으로 나뉘어 IMCD에서는 개재세포의 수가 점점 감소한다. 즉, 이 부위에서 하류는 소변 농축이 주가 되는 부분이며 요세관의 합류는 인정되지 않는다.

• 유두부 집합관(papillary collecting duct)

요세관이 합류해 두꺼워지면서 최종적으로 사람에게는 여러 개의 집합관이 된다(토끼나 쥐에게서는 최종적으로 1개가 된다). 대부분이 주세포이며 최대 소변 농축 삼투압까지 높아지는 것이 이 부위이다.

• 수분통로

ADH에 의해 주세포의 관강측막에서 증가하는 channel이며 수분이 막을 통과하는 장소이다. 유전자가 클로닝(cloning)되어 아쿠아포린(aquaporin)이라는 이름이 붙었다. 이 수분통로의 수는 그림에 표시했듯이 막에서 엑소시토시스(exocytosis)과 엔도시토시스(endocytosis)에 따라 조절된다.

• 아쿠아포린(aquaporin, AQP)

아미노산이 271개 연결된 펩티드이며(29kD), 세포막을 6번 관통한다. MIP family에 속하는 막수송단체이며 현재까지 6종류가 결정되었다. ADH 감수성의 경우 AQP2(AQP-CD)라고 불리고 있다.

• 원위요세관성 산증(distal RTA)

과거에는 1형 RTA라고 불렸고 이 부위에서의 장애는 소변 pH를 저하(<5.5)하지 못하고 HCO_3^-이 상실한다. 원위(distal) RTA는 근위(proximal) RTA(**16장**)과 다르며 석회화나 뼈의 이상을 초래한다. 그 이유는 구연산 배설 저하와 지속적인 Ca^{2+} 배설이 원인이라고 생각된다.

◈ 참고문헌

Sasaki S. Aquaporin 2 : from its discovery to molecular structure and medical implications. Mol Aspects Med. 2012 ; 33 : 535-46.

20 소변의 희석

맥주로 소변이 옅어진다.

소변의 희석 생성에서의 전해질 운송(ADH가 없는 상태): 역류증폭계와 역류교환계

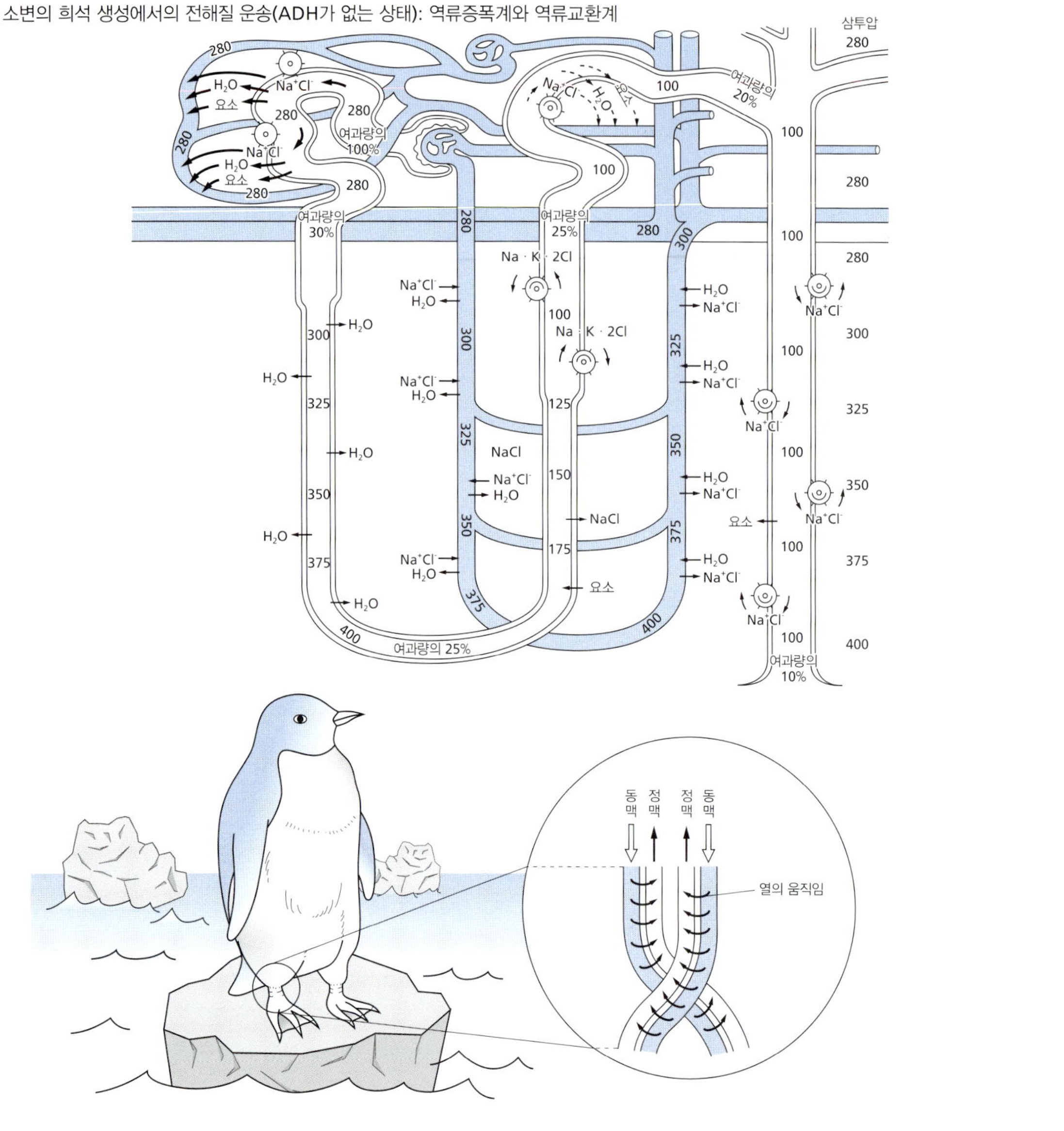

맥주를 마시면 화장실에 가고 싶어진다. 이때 소변은 어디까지나 투명하다. 이것은 알코올로 인해 이뇨가 일어나 소변이 희석되었기 때문이다.

사람은 전해질을 포함하지 않는 물을 다량으로 섭취해도 옅은 소변(**희석뇨**)을 다량으로 배설하여 체액의 전해질 농도를 일정하게 유지할 수 있다. 이것은 신장의 희석력으로 가능한 것이다. **담수어**는 자신의 체액보다도 옅은 강이나 호수의 물을 마시고 영양을 섭취하고 있지만, 신장에서 희석뇨를 내보내지 않으면 체액이 옅어져 생명이 위험해진다. 물고기가 바다에서 강으로 진출하고 진화했을 때에 신장에 희석기구가 생겼다. **희석기구는 농축기구보다도 빠른 진화 단계에 위치해 있다.** 물이 없는 환경에서 필요한 기능이 농축력이며 이것은 육지생활을 시작하면서 습득한 능력이다.

희석은 물이 통과하기 어려운(수분 투과성이 낮다) 요세관 상피와 능동적 전해질 운송이 있다면 가능하다. 즉, 요세관에서 용질(Na^+)을 재흡수하여 물을 그대로 요세관 안에 머물게 하면 소변은 희석된다. 사람의 희석부위는 Henle 상행각 이후에 존재한다.

• 맥주의 이뇨작용

맥주의 이뇨작용은 수분의 다량섭취(용량 부하)와 알코올의 직접작용에 의한 항이뇨호르몬(antidiuretic hormone, ADH) 분비억제 작용에 의한 것이다. 용량 부하가 있다면 신혈류량이 증가함에 따라 사구체여과율이 증가하고 근위

요세관에서의 재흡수가 감소함에 따라 이뇨가 나타난다. 또한 ADH 분비가 감소하면 집합요세관에서의 수분 투과성이 감소하고 옅은 소변이 그대로 최종 소변으로 나오게 된다. 이로인해 맥주로 인한 이뇨가 일어나게 된다. 참고로, 맥주와 함께 담배를 피우는 사람의 경우, 담배 속에 포함된 니코틴은 ADH 분비를 증가시키는 작용이 있어 흡연으로 농축된 소변량은 감소한다. 그러므로 건강을 위해 금연하는 것이 좋다.

• 소변의 희석부위

근위요세관에서는 등장성 Na^+이 재흡수되므로 소변은 희석되지 않는다. Henle 하행각에서는 소변이 짙어지므로 농축부위이다. 얇은 Henle 상행각에서는 수동적 수송에 의해 소변이 희석된다. 즉, Henle 상행각에서 소변 희석이 시작된다. 두꺼운 Henle의 상행각에서는 이차성 능동수송인 Na-K-2Cl 수송이 있으며 막의 수분 투과성도 낮으므로 역시 희석된다. 원위요세관, 접합요세관, 집합요세관에서도 Na^+ 재흡수가 있고 소변은 희석된다. 그런데, ADH가 분비되면 집합요세관의 수분 투과성이 증가하고 소변은 농축되어 버린다. 따라서 이 최종부위(집합요세관)에서의 수분 투과성 항진이 없다면(즉, ADH 분비가 없다면) 소변은 희석된 최종 소변으로 배설된다.

• 소변이 희석되는 조건

희석뇨가 만들어지기 위해서는 희석부위(주로 Henle 상행각)에서의 용질 수송(Na^+ 재흡수)과 집합요세관에서의 수분 투과성 저하(ADH 분비억제)인 2가지가 필요하다. 요붕증(**24장**)에서는 후자의 ADH 분비장애 또는 집합요세관의 ADH 반응 저하에 따라 희석뇨가 나타난다.

• 삼투압 clearance

소변이 희석되면 혈장과 비교해서 용질보다도 수분이 많이 배설되므로 체액 용질이 진해진다. 즉, 삼투압 clearance(**13장**)가 플러스가 된다. 물론, 자유수 clearance(**13장**)는 마이너스이다.

• 역류증폭계

그림과 같이 요세관에 있는 **능동수송**(에너지를 사용)에 따라 신장유두부의 삼투압을 점점 진하게 하는 기구이다. 이 에너지는 상행각의 Na-K-2Cl 수송에 따라 더해지지만 수질부에서는 능동적 수송에 따라서도 가능해진다. 즉, 요소와 Na^+의 막에서 투과성이 다르면 이 농도 차이에 따라 요세관 내부터 간질에 걸쳐 전해질운송이 나타난다(**Kokko 수동 농축 이론**).

• 역류교환계

농도 기울기가 형성되어도 혈류에 따라 흘러가 버리면 도움이 되지 않는다. 이 농도 기울기를 유지하기 위해 만들어진 기능이 역류교환계이다. 그림의 펭귄은 얼음에 맨발로 서 있는데 발에서 체온을 뺏기지 않는다. 이것은 발끝까지 체온이 내려가 열 손실이 일어나는 것을 막게끔 되어 있기 때문이다. 펭귄의 발은 동맥과 정맥이 그물망처럼 교차되어 있어 발끝으로 혈액을 보내고, 동맥의 열은 발끝으로 갈 때까지 정맥으로 이동하여 발 끝 혈액은 거의 얼음과 같이 되어 있어서, 열을 보유하고 있는 것이다. 신장에서도 이와 같은 구조이며, 삼투압을 **그림**과 같이 하강혈관과 상행혈관으로 이동시켜 수질 삼투압 농도 기울기를 유지한다.

• 우주비행사와 잠수사

잠수사는 물과 관계가 있지만 우주비행사가 수분 전해질과 어떠한 관계가 있는 것일까? 우주비행사는 우주로 쏘아올려질 때 체액분포가 변화하여 얼굴이나 상반신이 붓게 된다. 이것은 지구상에서 중력(1G)에 익숙한 혈관계가 무중력 상태가 될 때의 변화라고 생각하면 된다. 즉, 지구상에서는 중력에 의해 혈액이 다리(하퇴)에 머물지 않도록, 상반신보다 하반신에서 혈관수축이 강하게 이루어지면서 균형을 잡고 있다. 그렇지만 우주에서 이 중력이 없어지면 혈액은 혈관수축이 적은(저항이 적은) 상반신으로 이동해 상반신이 붓게 되는 것이다. 또한 우주비행사에서는 몸의 중심에 혈액이 모이는 것에 따라 순환혈액량이 증가하고, 심박출량이 증가하며 신장동맥 혈액류량 증가로 소변량이 증가한다. 동시에 순환혈액량 증가는 ADH 억제를 초래하여 소변량 증가로 연결된다. 즉, 희석뇨가 출현한다.

잠수사가 해저에서 수압을 받으면 역시 말초혈액이 중심정맥으로 모여들기 때문에 순환혈액량 증가, 심박출량 증가, 신장동맥 혈액류량 증가 또는 ADH 분비억제로 인해 소변량 증가가 나타난다. 이 때 나오는 소변은 희석되어 있다. 실험에서 이 반응을 water emersion법이라고 부르며 신장생리 연구에서 사용된다.

◈ 참고문헌

1. Schoen EJ. Minimum urine total solute concentration in response to water loading in normal men. J Appl Physiol. 1957 ; 10 : 267-70.
2. Norsk P. Cardiovascular and fluid volume control in humans in space. Curr Pharm Biotechnol. 2005 ; 6 : 325-30.

21 소변의 농축

소변은 담배로 진해진다.

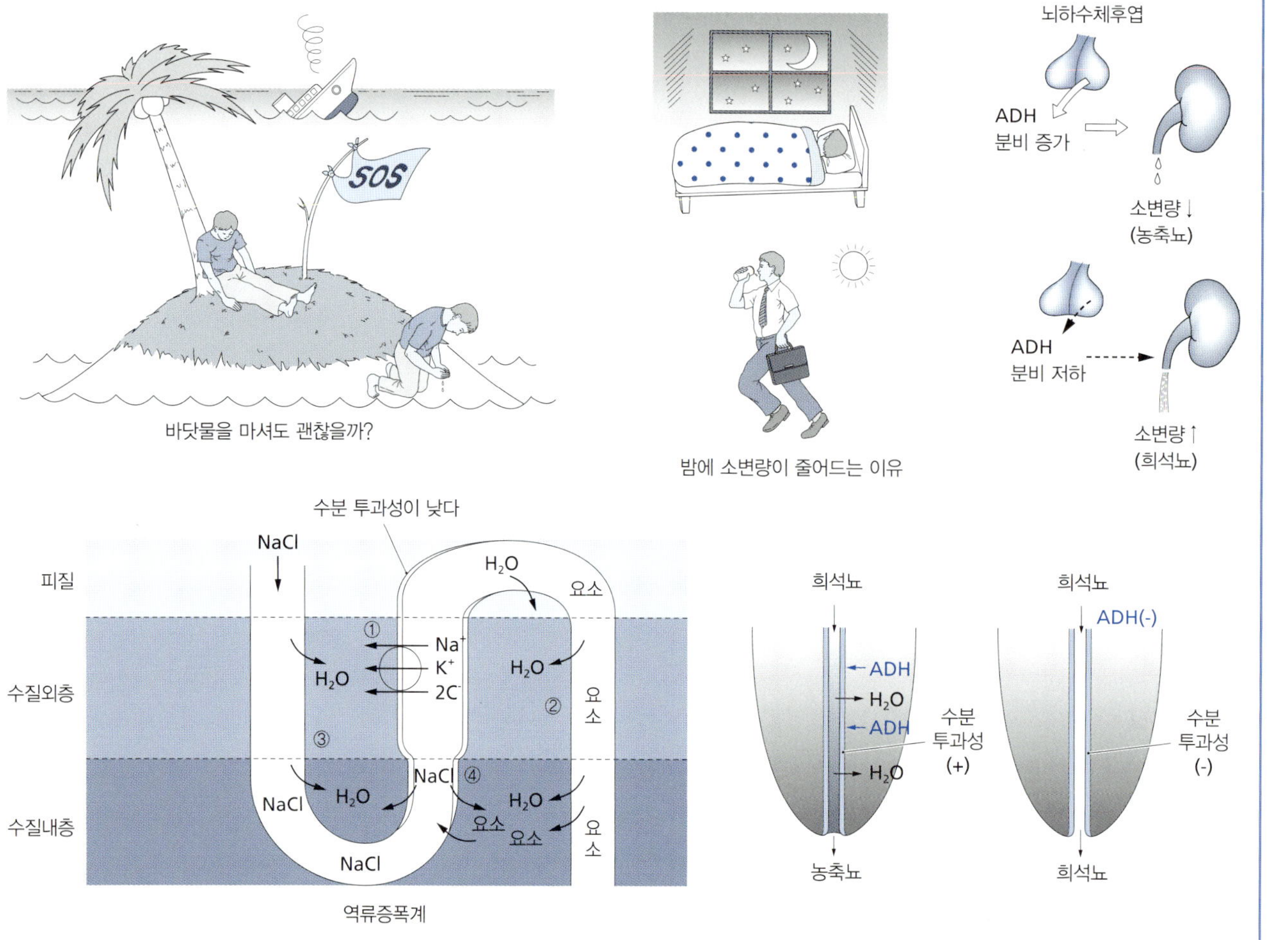

① 두꺼운 Henle 상행각에서 Na-K-2Cl 공동수송에 따라 소변이 희석되고 간질의 NaCl이 짙어진다.
② ADH가 존재하면 집합요세관에서의 수분 투과성이 증가하고 수분 재흡수가 나타나 소변이 농축된다. ADH가 존재하지 않으면 소변은 희석된 채 최종 소변으로 배설된다.
③ Henle 하행각에서는 NaCl보다도 물이 투과하기 쉬워 수질 고삼투압으로 인해 수분이 간질로 이동해 소변이 농축된다.
④ 얇은 Henle 상행각에서는 소변과 간질의 삼투압은 같지만 NaCl 쪽이 요소보다도 투과성이 높아 NaCl이 간질로 이동한다(Kokko 수동이론).

'**바닷물**을 마시고는 살아갈 수 없다'고 일반적으로 알려졌지만 이것은 정확한 것일까? 또한 그 근거는 무엇일까?

우선, 바닷물은 3장에서도 서술했듯이 **약 500mEq/L의 Na^+**을 포함하고 있다(**삼투압에서는 약 1,000mOsm/kgH_2O**). **사람의 체액(300mOsm/kgH_2O)**보다 짙은 바닷물을 마셨을 때 어떻게 되는가가 문제이다. 예를 들어, **고래는 바닷물을 마시고 살아가는 포유동물**이다. 그렇다면 사람은 어떨까? 여기서 사람의 **소변 농축력**과 **자유수 clearance**를 이해하지 못하면 해결할 수 없다. 사람의 신장은 **약 1,200mOsm/kgH_2O까지 농축**할 수 있지만(소변 최대 농축력), 이 농도는 해수의 삼투압(1,000mOsm/kgH_2O)보다도 짙은 것을 알 수 있다. 따라서 **자유수 clearance는 마이너스**(자유수 획득)가 되며 이론적으로는 바닷물을 마셔도 순수한 물을 체내로 보급할 수 있다. 소변 농축력이 1,000mOsm/kgH_2O 이하라면 체액은 농축되어 생명을 잃을 수 있다. 결국 바닷물을 마셔도 상관없다는 결론이 나오며 실제로 며칠은 바닷물을 마셔도 살 수 있지만, 장기간 이어지면 바닷물 구성과 체액 구성이 다르기 때문에 **체액의 전해질 균형**이 무너진다. 또한 **고농도의 식염액은 구토제 작용**이 있어 구토로 체액 상실을 초래할 수 있다. 따라서, 난파선의 승무원은 빗물을 모아서 마실 수 있는 물로 저장하고 불감증설을 막기 위해 그늘에서 지내며, 바닷물로 체온을 낮추려고 한다(물론 겨울 바다에서는 다르다).

아침 첫 **소변은 색이 진한 것**을 알 것이다. 눈치채지 못한 사람은 내일 소변을 살펴보자. 보통 사람은 하루 7번 정도의 배뇨를 하지만(마시는 물의 양에 따라 다르다), 한밤

중에는 고령자나 특별한 병이 있는 환자(전립선비대증이나 요붕증)를 제외하고 배뇨를 위해 일어나지 않는다. 이것은 사구체여과율이 감소하여 소변량이 줄어들기 때문이 아니다. 여과되는 원뇨의 양은 같더라도 요세관에서 수분이 낮보다도 재흡수가 많이 되고, 소변이 낮보다도 농축되어 소변량이 적어졌기 때문이다.(그림 참조). 이 농축작용은 한밤중에 하수체후엽에서 **항이뇨호르몬(antidiuretic hormone, ADH)**이 분비되기 때문이다.

• 소변 농축력의 중요성

10장에서 서술했듯이 물이 부족한 상태인 육지 생물(특히 사막 생물)에서 신장의 **소변 농축력은 생명 유지에 필수**이다. 왜냐하면 물이 없는 사막에서 **등장뇨**를 배설하면 수분을 상실해 **탈수**가 되고, 그 대신에 **사구체여과율**을 낮춰 소변량을 줄이면 생명 유지에 필요한 **노폐물을 배설**할 수 없다. 따라서 사구체여과율을 유지한 채로 소변량을 줄이기 위해서는 소변을 농축하는 것 말고는 방법이 없기 때문이다.

• 소변 농축 Henle loop

소변 농축은 항이뇨호르몬(ADH)이 작용하는 **집합요세관**에서 이루어지지만, 그 외에 **Henle loop** 역할을 필요로 한다. 그 이유는 소변 농축에는 집합요세관의 **수분 투과성 항진**과 **신수질 고삼투압**이 필수이며, 이 고삼투압을 형성하는 에너지는 Henle loop에 있는 **Na-K-2Cl 능동수송**에서 보급된다. 이것을 유지하는 것은 **역류증폭계-역류교환계**이다(**20장**). 예를 들면 사막쥐의 경우 Henle loop의 길이가 매우 길다.

• Henle loop를 갖는 생명체

어류와 **포유류**만이 Henle loop를 갖고 있다. 이것은 어떤 생물도 물이 있는 장소에서 멀리 떨어져 지낼 수 있는 가능성이 있으며 수분을 유지할 필요가 있기 때문이다. 양서류나 파충류는 주로 물 주변에서 살고 있으며 물이 없는 경우는 없으므로 Henle loop(즉, 농축력)가 발달하지 않는다.

• 연령과 소변 농축

소변의 농축력은 나이가 들면서 감소하여 고령자는 소변을 충분히 농축하지 못해 야간뇨나 빈뇨가 된다. 이것은 요세관 기능의 저하로 인한 수질 삼투압 농도 기울기의 저하나 ADH 반응성 저하가 원인이다. 이렇게 소변 농축력이 저하된 고령자는 노폐물의 용질을 배설하기 위해 쓸데없는 수분을 필요로 하는 탈수에 빠지기 쉽다.

• 사람의 최대 소변 농축력

소변을 최대로 농축하는 힘은 수질부의 삼투압에 의해 결정된다. 즉, **20**, **21장**의 그림에 표시했듯이 집합요세관이 주행하고 있는 수질, 간질의 삼투압에 의해 집합요세관의 수분 투과성이 상승할 때(ADH의 존재) 요세관 내의 수분이 간질로 흡수되어 소변 삼투압이 간질 삼투압과 같아진다. 즉, 이 이상은 소변을 이론적으로 농축할 수 없게 된다. 사람의 신수질 삼투압은 **약 1,200mOsm/kgH_2O**이며 이것이 사람의 최대 소변 농축력이다.

• 덕망 높은 스님의 수행

사람은 아무것도 마시지 않거나 먹지 않으면 하루에 체중이 2%씩 감소하고 15~20% 감소(즉 8~10일)하면 죽는다. 北叡山(히에이산)에서 고승이 되기 위해 험한 수행을 천일 동안 실시했다고 한다. 그 중에서 마지막 8일간은 완전 단식(물도 마시지 않는다)이 있었다. 사람의 아슬아슬한 한계까지 도전한 것이다.

• 빈뇨는 왜 소변량이 400mL 이하인가?

급성신부전이라도 완전 무뇨(=0mL)에 빠지는 경우는 신장유두괴사나 신장피질괴사 정도이다. 이외의 원인으로 나타나는 급성신부전에서는 400mL 이하의 소변이 나온다. 여기에서 400mL가 나오는 근거는 무엇일까? 보통의 식사에 단백질이 약 70g 포함되어 있다. 이 단백질의 약 20%가 질소(14g)이다. 요소는 질소원자를 2개 포함하고 있기 때문에(N_2=28), 14÷28=0.5Osm=500mOsm의 부하가 된다. 소변이 최대로 농축된(1,200mOsm/kgH_2O) 것과 이 500mOsm의 요소를 배설하는데 필요한 소변량은 500÷1,200(=0.417L)가 된다. 즉, 빈뇨의 정의인 400mL은 단백질 배설에 필요한 최소소변량이 된다. 그리고 무뇨는 100mL 이하를 말한다.

• 소변에서 단백질섭취량을 알 수 있다.

1일 단백질섭취량을 계산하기 위해서는 하루 동안 축뇨를 실시해 그 요소질소(UN)를 측정하고 아래의 식으로 구한다.

단백섭취량(g/day)=
[소변 중 UN(g/day)+0.031×체중(kg)]×6.25

◈ 참고문헌

Jamison RL, Maffly RH. The urinary concentrating mechanism. N Engl J Med. 1976 ; 295 : 1059-67.

22 레닌(renin) 분비

고혈압과 신장

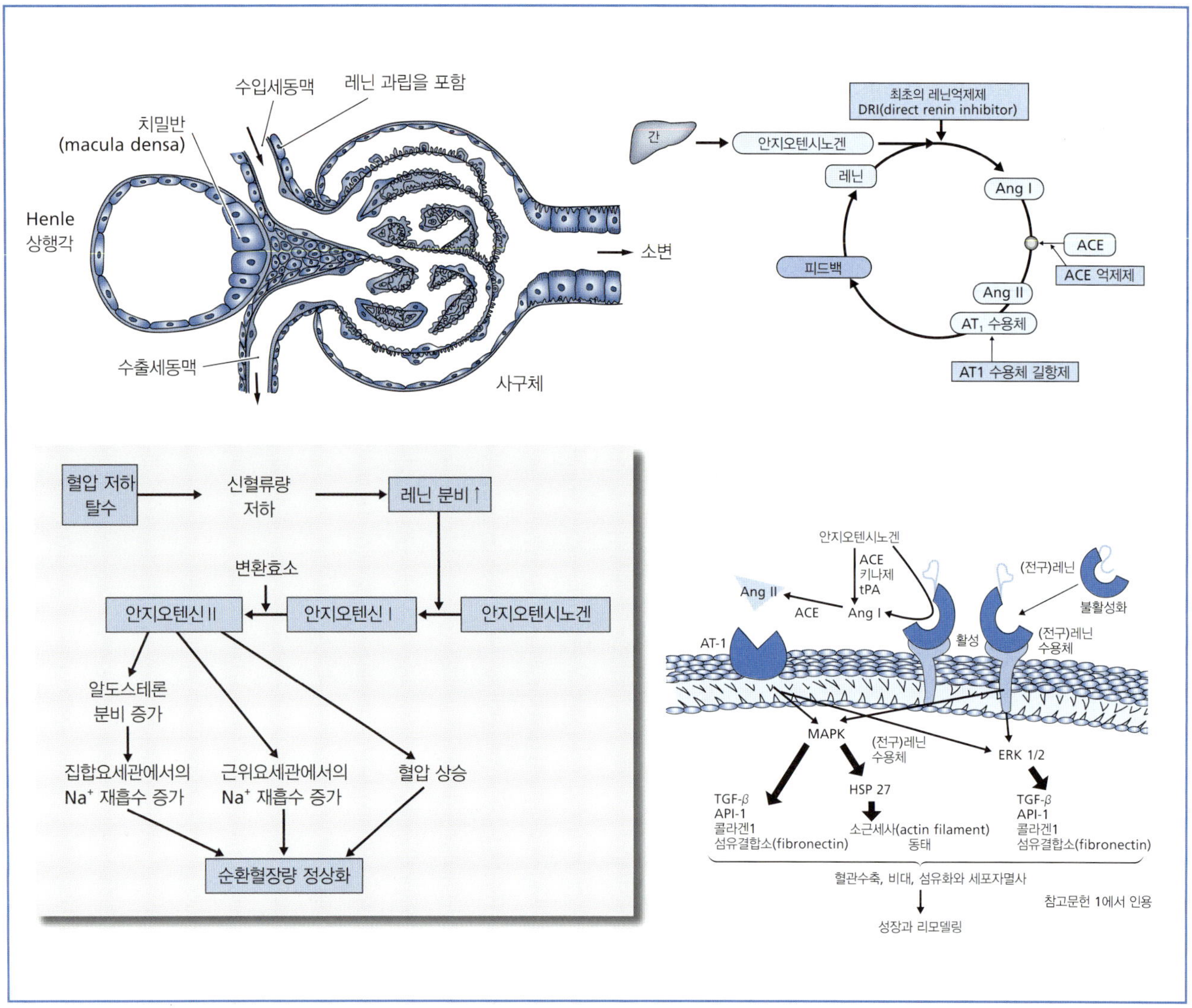

치밀반(macula densa)은 **원위요세관이 사구체 수입세동맥과 수출세동맥에 접하고 있는 부분**으로 그림과 같이 보통의 원위요세관과는 달리 세포가 조금 높게 위치한다. 이 부분에서 **소변 중 Cl^- 농도를 감지**해 **레닌 분비 조절이나 요세관사구체 피드백(tubulo glomerular feedback, TGF) 조절**을 실시하고 있다.

사구체옆장치(juxtaglomerular apparatus, JGA)란, 이 치밀반과 수입세동맥, 수출세동맥을 포함한 주위의 세포군을 말한다. JGA는 레닌 분비 부위에서 중요하다.

전신에서 혈압의 저하나 상승이 있더라도 신혈류량이나 사구체여과율의 변화는 거의 확인하지 못한다. 이 기능은 신장동맥에서 수입세동맥까지의 동맥으로 조절되고 있다 **(신장혈류량 자동조절, autoregulation)**. 이 신혈류량 자동조절은 **전신 혈압이 70mmHg**까지이며 이 이하로 저하하면 신혈류량(renal blood flow, RBF)도 감소한다. 혈압이 40~50mmHg 이하로 저하되면 사구체여과율(glomerular filtration rate, GFR)은 거의 0이 된다. 신혈류량 자동조절은 **수입세동맥의 장력을 통한 근원성 반응**이라고 생각할 수 있다. 즉, 전신 혈압이 상승하면 신장세동맥, 궁상동맥 특히 수입세동맥의 장력이 증가하고 평활근이 수축한다. 일반적으로 자동조절은 안지오텐신과 관계없지만, 체액량이 감소하는 경우에는(레닌-안지오텐신이 상승한다) 수출세동맥을 안지오텐신이 수축시켜 GFR을 유지하고 있으므로 자동조절에도 영향을 끼친다. 즉, 탈수상태의 환자에게 안지오텐신 전환효소(angiotensin converting enzyme, ACE)억제제를 투여하면 자동조절이 장애되기 쉽다.

• 치밀반(macula densa)

두꺼운 Henle 상행각에서 원위요세관으로 이동하기 전의 부분(Henle 상행각의 일부라고 생각된다)으로, 사구체에 인접한 세포가 약간 높아진 부분이 있다. 이것이 치밀반이며 세포와 접한 수입세동맥에는 레닌 과립이 포함되어 있어 레닌 분비를 실시한다고 생각된다. Cl^- 농도가 증가하면 레닌 분비가 저하한다.

• Lacis세포

혈관사이세포이지만, 치밀반과 수입-수출세동맥에 감싸인 부분이 존재하고 칼슘통로를 갖고 있으며 TGF이나 다른 혈관사이세포의 기능에 영향을 준다.

• 레닌-안지오텐신-알도스테론 계통

레닌은 사구체옆장치(JGA)에서 분비되는 단백질분해효소(protease) 중 하나이며 간에서 생성되는 안지오텐시노겐에 작용해 안지오텐신 I(AI)을 만든다. AI은 10개의 아미노산으로 구성된 단백질(peptide)이며 폐 등에서 생성되는 안지오텐신 전환효소에 의해 8개의 아미노산에 만들어지는 안지오텐신 II(AII)으로 전환된다. AII는 부신에 작용해 알도스테론 분비를 항진시킴과 동시에 혈관수축을 일으키고 혈압을 상승시킨다. 알도스테론은 집합요세관 등에 작용하여 Na^+ 재흡수를 증가시키고 혈액량 증가로 혈압이 상승하게 된다.

• Cl^- 농도와 레닌 분비

치밀반에서 Cl^- 농도가 상승하면 레닌 분비는 저하한다. 이 체제에서 아데노신(adenosine)의 레닌 분비 억제 작용이 있다. Na-K-2Cl 수송이 활발하게 이루어지면 아데노신3인산(adenosine triphosphate, ATP)이 소비되어 그 대사산물인 아데노신이 생성된다. 이 아데노신이 레닌 분비를 억제한다. Cl^-이 감소될 때는 프로스타글란딘(prostaglandin, PG) E_2 생성으로 레닌 분비가 증가한다.

• 사구체옆장치의 특징

혈관사이세포와 수입세동맥 평활근세포에는 칼슘통로가 존재하고 안지오텐신 II로 인해 활성화되는 것을 알 수 있다. 게다가 이러한 세포들은 gap junction(간극연결)로 연결되어 있고 lacis세포에는 모세혈관이 존재하지 않는 특징이 있다. 이들 특징은 치밀반과 혈관사이세포, lacis세포가 밀접하게 연락을 취하면서 기능하고 있는 것을 나타낸다.

• 왜 수술 중 혈압이 70mmHg 이하가 되면 안 될까?

신장의 자동조절 기능은 혈압이 저하해도 신혈류량을 유지해 노폐물을 배설하고 전해질을 조절하여 체액항상성을 일정하게 유지한다. 하지만, 혈류의 자동조절 기능은 수축기혈압 70mmHg까지이며 그 이하로 떨어지면 신장으로 혈액이 흐르지 못한다. 혈류가 흐르지 않으면 산소가 공급되지 않아 급성신부전이 되고(급성요세관괴사) H^+의 축적(세포외액이 산성이된다), 노폐물의 축적, K^+ 상승, 물의 저류 등이 일어나므로 수술 중 혈압관리는 중요하다.

• 진화와 사구체옆장치

사구체옆장치(JGA)의 구조를 확인할 수 있는 것은 양서류 이후이며, 이 JGA의 움직임이 육지생활에 관련되어 있는 것은 틀림 없다. 즉, 수분과 식염이 풍부한 바다를 떠나 결핍상태의 육지 생활을 하는 데 필요한 적응 구조라고 생각된다. 이 기구는 노폐물을 배설하는 데 필요한 다량의 사구체여과를 유지하면서 수분과 NaCl을 유지하는 역할을 맡고 있다.

• 전구레닌(prorenin)

그림과 같이 레닌은 전구레닌이라고 불리는 비활성형 분자가 레닌 수용체(prorenin 수용체)와 결합하여 활성형 레닌이 되는 안지오텐신 I을 안지오텐신 II로 변화시킨다.

• 레닌수용체길항제

레닌은 그림에 표시했듯이 안지오텐시노겐에서 안지오텐신 I(AI)을 생성하고 ACE에 따라 안지오텐신 II(AII)가 되어 AT_1 수용체에 결합해 혈관수축이나 레닌 분비를 일으킨다. 이 AT_1 수용체에 대한 길항제(aliskiren)는 강압효과를 가지면서 AI, AII, PRA를 저하시킨다.

◈ 참고문헌

1. Abassi Z, et al. The biochemical pharmacology of renin inhibitors : implications for translational medicine in hypertension, diabetic nephropathy and heart failure : expectations and reality. Biochem Pharmacol. 2009 ; 78 : 933-40.
2. Carey RM. The intrarenal renin-angiotensin and dopaminergic systems : control of renal sodium excretion and blood pressure. Hypertension. 2013 ; 61 : 673-80.

23 혈장량과 삼투압 조절

동물의 염분 섭취

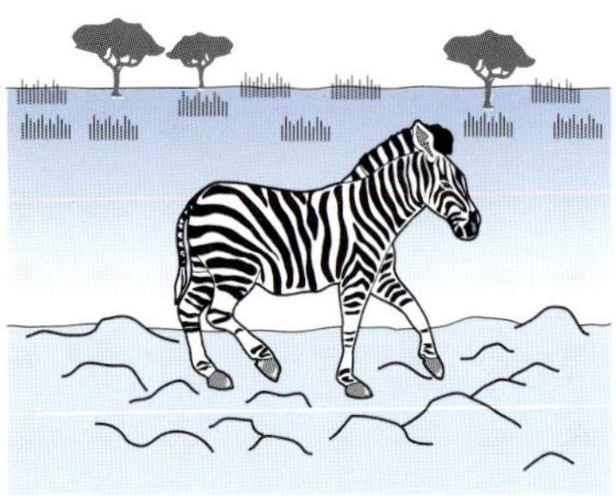

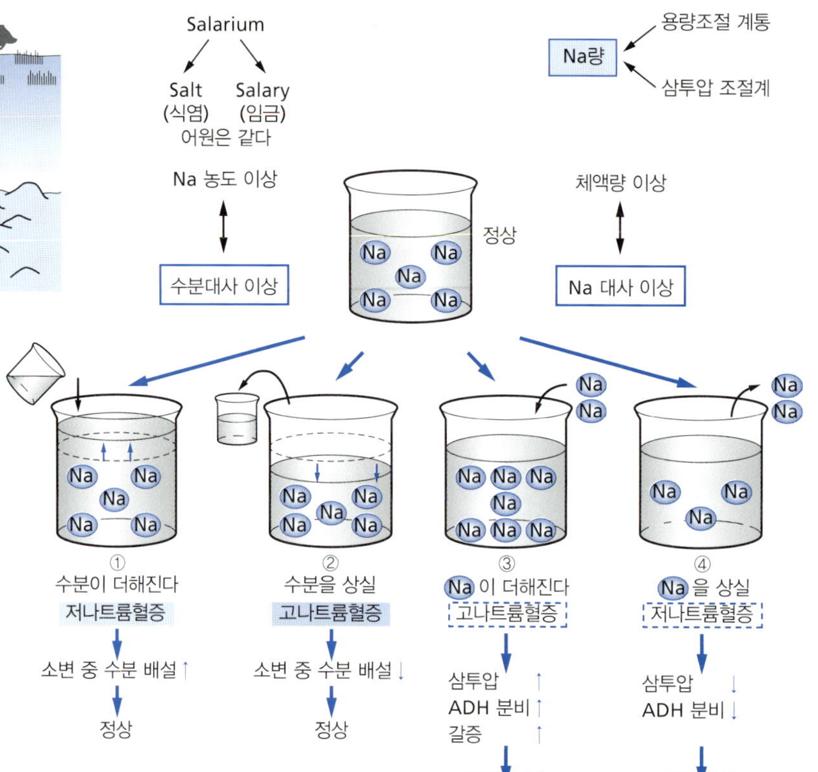

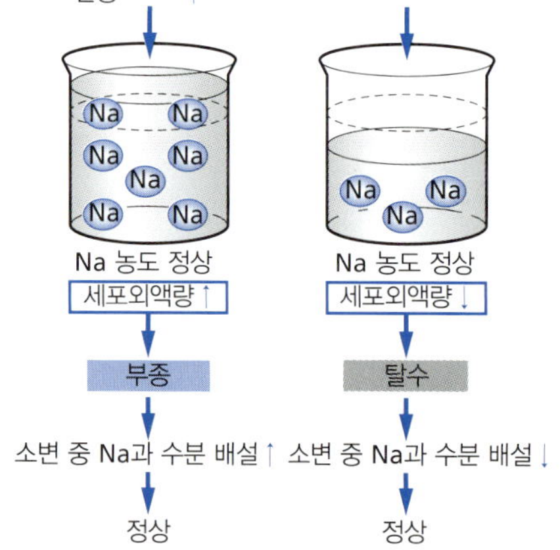

	삼투압 조절계	체액량 조절계
감지하는 인자	혈장 삼투압	유효순환혈장량 (세포외액량)
수용체	시상하부의 삼투압 수용체	경동맥동 심방 수입세동맥 등
조절인자	ADH (항이뇨호르몬) 갈증	레닌-안지오텐신-알도스테론 ANP 노르에피네프린 ADH 등
효과발현인자	소변 삼투압 수분섭취량	소변 중 Na 배설량 갈증

초식동물의 주식인 식물은 K^+을 포함하고 있지만 Na^+은 대부분 포함하지 않는다. **세포외액량**을 조절하는 Na^+이 부족하면 생명유지에 지장을 초래한다. 그래서, 초식동물이 Na^+ 부족을 자각(몸이 요구한다)하면 염분(암염)이 석출되는 장소에 정기적으로 나타난다. 하지만 기본적으로 Na^+ 섭취량이 적은 초식동물은 소변 중 Na^+양을 감소시켜 체내의 Na^+을 유지하려고 한다. Na^+의 중요성은, 고대 이집트의 임금(물론 노예에게는 지불하지 않는다)으로 암염을 이용하거나 일본에서는 전국시대에 보수로 소금(일본에서는 해염)을 주는 등의 기록이 남아 있다.

Na^+은 세포외액의 주요 양이온이며, 음이온인 Cl^-과 함께 세포외액 삼투압과 세포외액량(체액량)을 조절하고 있으며 이 조절 방법에는 삼투압 조절계가 있다. 양쪽 모두 NaCl이 주요 감지인자가 되지만 이 수용체와 조절인자, 효과발현인자는 다르다. 보통은 삼투압 조절계가 처음 작용해 체액량을 희생시켜 삼투압을 정상화하고 변화한 체액량을 체액량 수용체로 감지해 정상화한다.

• 사바나의 동물

식염은 동물에게 필수적인 물질이지만, 육식동물은 주식인 동물의 혈액으로 Na^+을 보급할 수 있다[세포외액에는 Na^+이 풍부하다(**4장**)]. 그렇다면 Na^+이 거의 포함되어 있지 않는 풀이나 나무 열매를 주식으로 하는 초식동물은 어떻게 식염을 섭취할까? 하나의 방법은 육식동물이 배설한 소변을 핥는 것이다(소변 중 Na^+ 농도는 그다지 높지 않으므로 충분하지 않지만). 또 다른 방법은 암염이 있는 장소를 알고 있어 시기가 되면 그곳을 방문해 식염을 섭취할 것이다. 원숭이는 볕을 쬐면서 같은 무리 원숭이의 털을 골라 무언가를 먹는다. 일반인들은 벼룩을 잡고 있다고 생각할 것이다. 사실 서로의 땀선에서 나오는 소금을 골라 보급하는 것이다. 최근 뉴스에서도 산 근처의 돌이 갈라진 부분에서 나오는 염분을 야생 원숭이가 핥는 것을 포착했다. 식염(Na^+)은 중요한 물질이지만 **31장**에서 서술하듯이 과잉섭취는 고혈압의 원인이 된다.

• Salt와 salary

고대나 중세에서 소금을 임금이나 보수로 사용했던 영향이 영어에 남아있다. 식염은 salt이지만 임금의 salary는 그 어원(salarium)과 같다. Salarium은 라틴어로 식염과 돈을 모두 의미한다.

• 수분 · Na 부하와 손실에 대한 조절

기본적으로 생체는 세포외액량보다도 혈청 삼투압을 중요시하여 조절을 실시한다(다량출혈 10% 이상인 경우에는 긴급사태로 ADH가 분비되고 삼투압보다도 체액량을 중시). 그림에 표시했듯이 ① 수분 부하가 있다면 혈청 삼투압(Na^+ 농도)이 저하하고 삼투압 조절계가 작용하고 수분 이뇨가 일어나 삼투압과 체액량이 정상화된다. ② 수분이 손실되면 혈청 삼투압이 상승하고 삼투압 조절계가 작용하여 소변 농축과 갈증이 나타나 삼투압과 체액량이 정상화된다. ③ Na 부하가 있다면 삼투압이 상승하고 소변 농축과 갈증이 일어나 체액량 증가에 따라 삼투압은 정상화한다. 체액량의 증가는 체액량 조절계에 따라 소변 중 Na 배설이 증가하고 정상화한다. ④ Na 결핍이 있다면 삼투압이 저하하고 ADH 분비 저하에 따라 소변 희석이 일어나 체액량 감소에 따라 삼투압은 정상화한다. 체액량 감소나 소변 중 Na 배설 감소에 따라 정상화한다. 이와 같은 조절기구가 생체에서 작용하고 있다.

• 체액량 조절계

세포외액량이 증가하면 혈관벽에 가해지는 압력이 증가하는데 이 압력은 경정맥동과 심방에 있는 장력수용제[체액량 수용체(volume receptor), 압수용체(baroreceptor)]에서 감지해 ADH 분비가 저하한다. 체액량 조절계는 표로 나타냈듯이 유효순환혈장량(체액량:세포외액량)을 일정하게 유지하기 위해 레닌-안지오텐신-알도스테론계나 심방성 나트륨이뇨펩티드(ANP), 노르에피네프린 등의 많은 조절인자를 이용하여 소변 중 Na 배설량을 변화시킨다.

• 삼투압 조절계

세포외액의 Na^+ 농도가 증가하면 삼투압이 상승하지만 이러한 삼투압 상승은 시상하부에 존재하는 삼투압 수용체(osmoreceptor)에서 감지되어 ADH 분비가 자극된다. 삼투압 조절계는 혈장 삼투압 즉, Na^+ 농도에 반응해 ADH 분비와 갈증에 의한 소변 삼투압과 수분섭취량을 조절한다.

• 혈청 삼투압 차이(serum osmolal gap)

계산식으로 나온 삼투압과 실제 측정한 삼투압의 차이를 혈청 삼투압 차이라고 한다.

계산에서의 삼투압=2×[Na]+[포도당]/18+[BUN]/2.8 이지만, 요소는 삼투압물질로서 유효하지 않아 삼투압 차이는 일반적으로 1.7~1.9이다. 삼투압 차이가 상승하는 것은 표에서 나타낸 병태로 일어난다.

• 삼투압 차이(gap) 상승의 원인

AG↑ 대사성 산증	대사성 산증이 나타나지 않는다
에틸렌글리콜(ethylene glycol) 메탄올(methanol) 말기 신부전 (end-stage renal failure) 당뇨병케톤산증(diabetic ketoacidosis) 젖산산증(lactic acidosis) 포름알데히드(formaldehyde) 파라알데히드(paraldehyde)	에탄올(ethanol) 이소프로필알코올(isopropyl alcohol) 디에틸에테르(diethyl ether) 글리신(glycine)·소르비톨(sorbitol)·만니톨(mannitol) 수액 고도의 고단백혈증 고도의 고지혈증

◈ 참고문헌

1. Pollock AS, Arieff AI. Abnormalities of cell volume regulation and their functional consequences. Am J Physiol. 1980 ; 239 : F195-205.
2. Schelling JR, et al. Increased osmolal gap in alcoholic ketoacidosis and lactic acidosis. Ann Intern Med. 1990 ; 113 : 580-2.

24 체액량의 조절(Na 조절)

물을 마시면 나트륨(Na)이 배설된다.

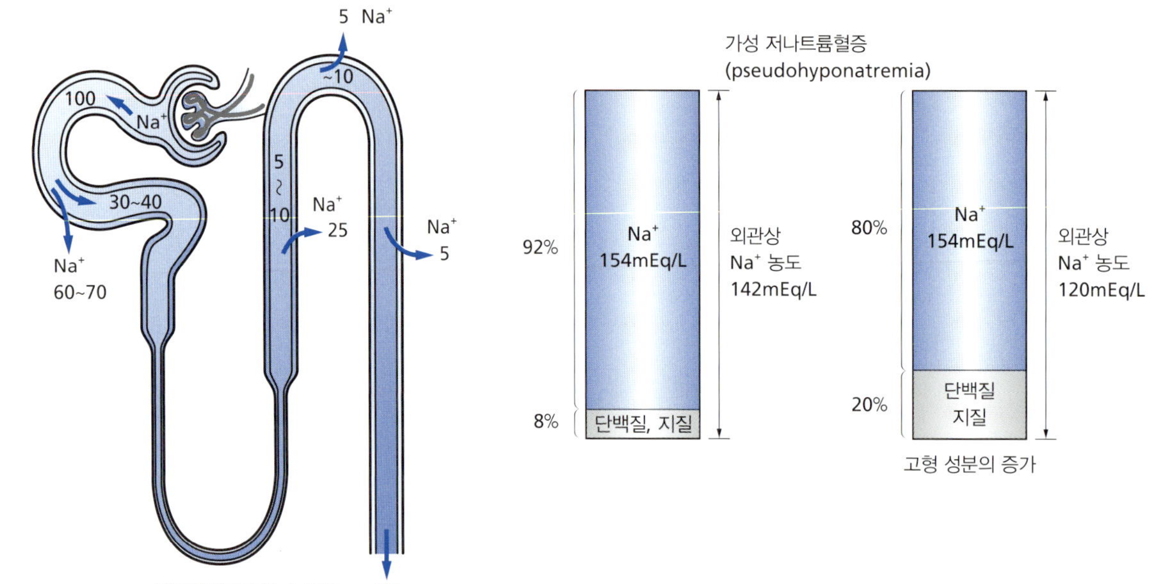

네프론에서의 Na^+ 조절

	NaCl	생리식염수	수분
혈청 Na^+ 농도	↑	→	↓
세포외액량	↑	↑	↑
소변 중 Na^+ 배설량	↑	↑	↑
세포내액량	↓	→	↑

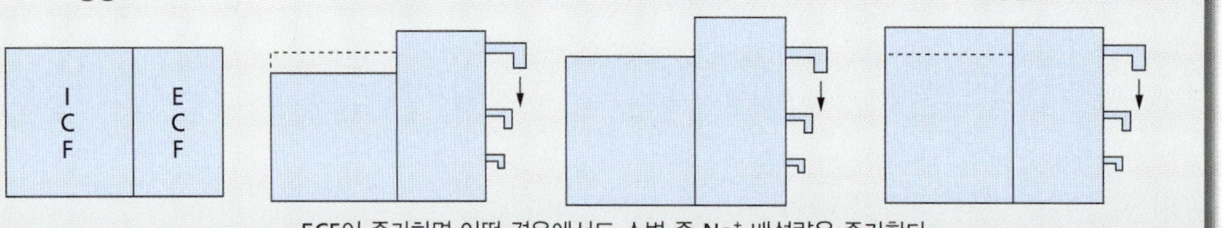

ECF이 증가하면 어떤 경우에서도 소변 중 Na^+ 배설량은 증가한다

ICF: interacellular fluid(세포내액), ECF: extracellular fluid(세포외액)

물을 마시면 소변으로 Na^+이 배설된다. 그림으로 나타낸 것처럼 소변에서의 Na^+ 배설량은 체액량 조절계에 의해서 조절되고 있다. 예를 들어 생리식염수를 주사하면 세포외액에 분포하는 세포외액량을 증가시키고 소변 중 Na^+ 배설량을 당연히 증가시킨다.

그런데, 전체 Na^+의 양은 변하지 않는 수분 부하로 인해 세포외액량의 증가에서도 소변 중 Na^+ 배설량은 증가하게 된다. 보통은 수분 부하의 경우 삼투압 조절계가 작용하여 정상화되지만, 이 실험에서 세포외액량이 소변 중 Na^+ 배설량에 관계되어 있는 것을 알 수 있다. 세포외액량은 Na^+의 양에 의해 변화하는 경우가 대부분이며 이것을 개선시키는 것은 소변 중 Na^+ 배설량이다.

Na^+은 근위요세관에서 60~70%가 재흡수되며, Henle 하행각에서는 대부분 영향을 받지 않지만, 두꺼운 Henle 상행각에서는 25%가 Na-K-2Cl 수송으로 재흡수된다. 게다가 원위요세관에서 티아지드 감수성 Na-Cl 수송으로 인해 5%가 재흡수되며 집합요세관에서는 아밀로라이드 감수성 나트륨통로(ENaC)로 인해 5%가 재흡수된다. 최종 소변으로 배설되는 Na^+의 양(FENa)은 약 1%이다(Na^+ 섭취량에 의해 변화한다).

• 소변 중 Na^+의 양

1일 축뇨 시 소변 중 Na^+ 농도를 측정하고 소변량에서 1일 소변 중 Na^+ 배설량을 계산할 수 있고, 1일 식염섭취량도 계산할 수 있다. NaCl 1g은 Na17mEq에 가까우므로, 예를 들면 1일 소변 중 Na 배설량이 170mEq/day이라고 한다면, 그 사람은 1일 10g의 식염을 섭취하는 것을 알 수 있다. NaCl의 분자량 23+35.5=58.5로 계산할 수 있다.

• 가성 저나트륨혈증(pseudohyponatremia)

일반적으로 혈청 속에는 약 8%의 단백질과 지질을 포함하고 있다. 이 단백질은 지질이 증가하면 그림에 표시했듯이 계산상으로는 저나트륨혈증이 된다. 특히 염광광도계를 사용한 경우에 나타나기 쉽지만 전극법에서도 가성 저나트륨혈증은 나타난다. 전극법에서는 혈청을 희석하기 때문에 개체성분이 많이 포함되면 희석률이 높아지며 외견상 저나트륨혈증이 된다. 감별법으로는 혈청의 삼투압을 재고, 정상이라면 가성 저나트륨혈증을 의심한다.

• NaCl(식염) 섭취로 인한 변화

식염을 섭취하면 장관에서 흡수되며, 세포외액(ECF)에 분포하는 NaCl으로 인한 삼투압 상승으로 세포내액(ICF)의 수분이 세포외액으로 이동해(물은 세포막을 자유롭게 투과) ICF는 감소하고 ECF는 증가한다. 또한 혈청 삼투압 상승으로 인한 갈증이 나타나 수분을 섭취하고, 이것 또한 ECF 증가를 조장한다. ECF 증가는 신장에서의 소변량과 NaCl 배설량을 증가시켜 ECF와 ICF를 정상화한다.

• N/S(생리식염수) 투여로 인한 변화

N/S를 투여하면 대부분이 ECF로 분포해(수분은 세포막을 자유롭게 투과하지만 전해질 Na^+이나 Cl^-은 세포막을 투과하기 어렵다) ECF의 양을 증가시킨다. ECF의 양이 증가할 때는, 소변량과 소변 중 Na^+ 배설량을 증가시켜 ECF를 정상화한다.

• 수분 투여에 의한 변화

증류수를 투여하면 삼투압이 감소하고 용혈을 일으키므로 수분 보급의 목적으로는 5% 포도당을 투여한다. 포도당은 삼투압 물질이기는 하지만 바로 대사되어 수분만을 투여한 것과 같은 효과를 발휘한다. 수분은 세포막을 쉽게 투과하므로 ECE와 ICF와 평등(2:4)하게 분포한다. 역시 ECF 양이 증가하므로(Na 양은 증가하지 않았는데) 소변량 증가와 소변 중 Na 배설량이 증가하게 된다. 그 결과 이 상태가 계속되면 저나트륨혈증이 되어버린다.

• 중탄산염나트륨(sodium bicarbonate) 투여

중탄산염나트륨($NaHCO_3$)을 심부전일 때 투여하면 알부민과 같이 Na 용량 부하가 일어나 좋지 않다고 하지만 정말 그럴까? 신장 기능이 유지되고 있는 경우, 투여된 HCO_3^-은 H와 결합하여 소비(중탄산염나트륨 투여는 산증 개선을 위한 것이다)된다. 하지만 남은 Na^+은 사구체에서 여과되고, 재흡수되지 않은 음이온과 같이 소변으로 배설될 것이다. 따라서 신장 기능이 정상이라면 중탄산염나트륨 투여는 용량 부하가 되지 않는다고 생각된다.

• 부종과 신장

부종 발생에 관여하는 신장의 역할은 임상의가 생각하는 것보다 크다. 일반적으로 간질액이 3L 정도 증가하지 않으면 확인할 수가 없다. 이러한 다량의 수분이 혈장 중에서 간질로 이동하면 탈수에 빠지게 된다. 하지만, 임상에서 이러한 일은 일어나지 않는다. 이것은 신장에서 Na^+과 수분의 배설을 적게하여 혈액량을 유지하기 때문이다. 이와 같은 상태를 underfilling 상태라고 부르며 이것에 비해 신부전 등으로 Na^+이나 수분이 우선 저류하여 부종이 일어나는 상태를 overfilling 상태라고 한다.

• 분획성 나트륨배설(fractional excretion of Na)(FE_{Na})

FE_{Na}란, 사구체에서 여과된 Na^+의 몇 %가 최종 소변으로 배설되는가를 나타내고 있다. 탈수로 감소하지만, 일반적으로 1~2%이다.

◈ 참고문헌

Verbalis JG. Disorders of body water homeostasis. Best Pract Res Clin Endocrinol Metab. 2003 ; 17 : 471-503.

25 삼투압 조절(수분 조절)

고삼투압이 꼭 고나트륨이라고는 할 수 없다.

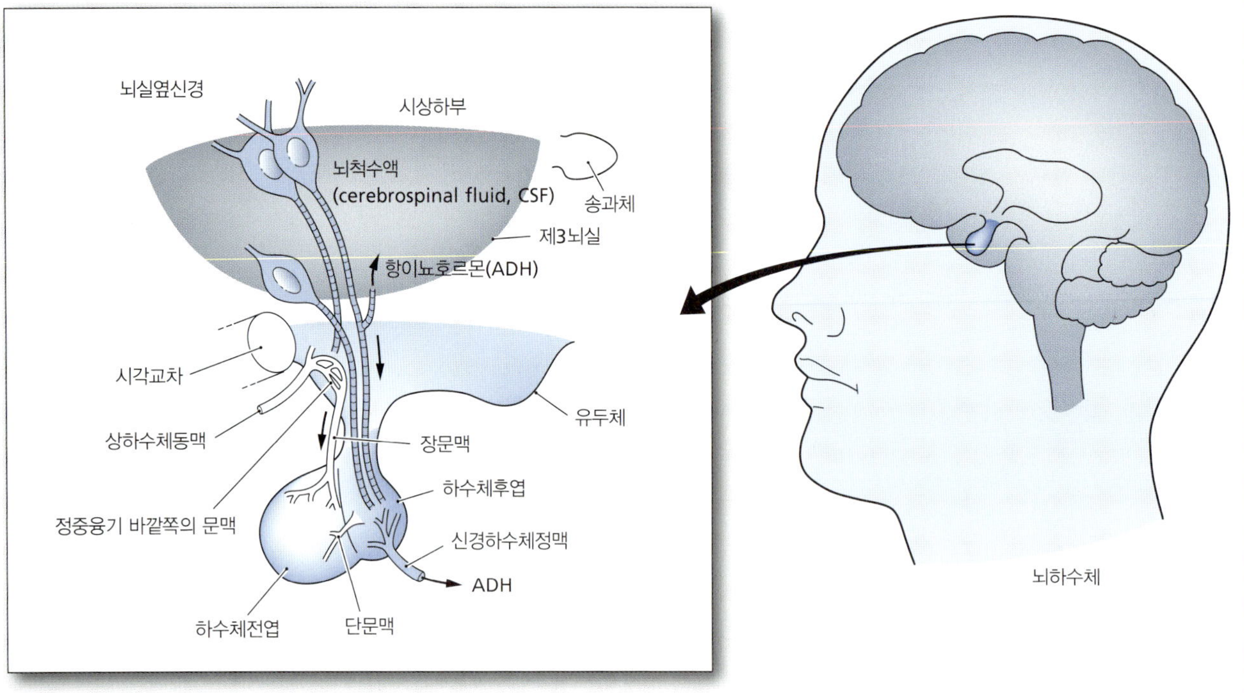

ADH 분비 영향인자

자극	억제
고삼투압	저삼투압
탈수	수분 과잉
스트레스(통증 등)	에탄올
구토	페니토인(phenytoin)
임신	
저혈당	
니코틴	
모르핀	

혈청 삼투압이 낮을 때는 혈청 Na^+ 농도가 감소하고 있다. 이것은 올바른 현상이지만 반대로 혈청 삼투압이 높을 때 혈청 Na^+ 농도가 상승하고 있는가를 묻는다면 그건 아니다. 예를 들어, 당뇨병으로 인한 고삼투압성 케톤산증이라면 혈청 Na^+ 농도는 감소하는 경우가 많다(삼투압은 포도당으로 인해 상승하고 있다). 즉, **Na^+으로 고삼투압이 되는 경우**도 있지만, **다른 삼투압 물질(포도당, 만니톨, 글리신)이 증가하는 경우**도 있다.

혈청 삼투압은 매우 좁은 범위로 조절되며(주로 Na^+ 농도에 의해), 이 삼투압 이상으로 인해 뇌의 수분량이 변화하고 신경증상이나 때로는 생명에 관련된 증상을 초래한다. 이 혈청 삼투압은 뇌의 **시상하부에 있는 삼투압 수용체**에 의해 조절되고 있으며 **갈증을 일으키거나 항이뇨호르몬(antidiuretic hormone, ADH)의 분비**를 실시하고 있다. **수분**의 움직임을 이해하면 몸으로 들어가는 물에 대해서 몸에서 나오는 물을 생각할 수 있다(**균형연구, balance study**). 들어가는 물에는 **식사 중의 수분, 음수량, 대사수**가 있다. 이것에 비해 나오는 물은 **소변**이 가장 많고 그 외에 **불감증설(insensible loss), 대변, 발한**이 있다. 일반적으로 이 균형(balance)이 유지되어 사람의 몸 속에 있는 물의 양은 일정하다.

• 삼투압 조절

다량의 물을 마시면 체액량이 증가해 혈청 삼투압이 감소한다. 반대로 설사 등으로 수분을 상실하면 혈청 삼투압이 상승한다. 이 경우에는 수분의 변화만을 생각하는데, 당연히 수분과 동시에 같은 양의 Na^+이 소실되면 혈청 삼투압은 변화하지 않는다. 혈청 삼투압이 떨어지면 ADH 분비가 억제되고 집합요세관에서의 수분 재흡수가 감소해 여분의 수분이 소변으로 배설되고 원래의 체액량으로 돌아온다. 따라서 신장과 ADH 분비기구가 정상이라면 저삼투압(저나트륨혈증)은 지속되지 않는다. 혈청 삼투압이 상승하는 경우(고삼투압)에는 ADH 분비 증가(물을 잡아두는 곳)와 동시에 갈증으로 인해 수분을 섭취할 필요가 있다. 아무리 ADH 분비가 증가하더라도 수분 섭취가 동반된다면 혈청 삼투압은 정상화되지 않는다. 갈증이 나타나 수분 섭취가 이루어진 환자에게 고삼투압은 일어나지 않는다.

• 불감증설(insensible loss)

호흡이나 피부에서의 증발로 인해 스스로는 자각할 수 없는 수분 상실을 말하며 1일 약 800mL이다. 발한은 자각할 수 있으므로 보통 불감증설에 포함하지 않고 다르게 생각하지만, 편의상 불감증설에 포함하는 사람도 있다. 같이 생각해도 그다지 문제가 되지는 않는다.

• 발한(perspiration)

땀은 저장이며(Na^+ 농도가 30~65mEq/L), 발한은 보통 불감증설에 포함되지 않지만, 불감증설과 같이 체온조절에 중요하다. 특히 운동이나 발열, 갑상선기능항진 상태에서는 땀으로 체온의 상승을 막는다. 고온 건조한 장소에서 운동을 하는 사람은 1시간에 1,500mL의 수분을 땀으로 상실하는 경우도 있다.

• 음수

수분섭취량은 사람에 따라서 다르지만 평균 2,000mL 정도이다.

• 식사 중 수분

밥을 먹을 때 그 안에 수분이 포함되어 있어 이것도 수분 부하가 된다. 보통의 식사에는 약 700mL의 수분이 포함되어 있다.

• 대사수(metabolic water)

식사 중 수분과는 달리 탄수화물이나 지방이 대사(에너지로 변한 후)되면 수분이 생긴다. 이 수분량이 대사수이며 2,000kcal의 식사에는 약 300mL의 대사수가 생긴다.

• 대변 중의 수분

약 100~200mL의 수분을 포함하고 있지만 설사일 때에는 1L 이상의 수분을 상실한다. 콜레라에 걸렸을 때에는 다량의 설사로 탈수가 되어 사망하는 경우도 있다.

• 체온조절과 불감증설

불감증설은 체온조절에 중요한 역할을 하며 몸에서 열 발산의 20~25%가 불감증설로 인해 일어난다. 1mL의 수분 증발로 인해 0.58kcal의 열이 소실된다.

• 항이뇨호르몬(ADH) (19장)

사람에게는 바소프레신(arginine vasopressin)이지만 일반적으로 항이뇨호르몬이라고 부른다. 양서류에서는 바소토신(vasotocin)이다.

ADH의 효과는 V_1 및 V_2라고 불리는 2개의 수용체를 통해 발휘된다. V_1 수용체는 포스파티딜리노시톨(phosphatidylinositol, PI)을 변화시켜 혈관수축을 일으킨다(혈관수축을 일으키므로 바소프레신이라고도 불리고 있다). 순환혈액량이 저하하면 ADH가 분비되는데, 이것도 V_1 수용체를 통해 혈관수축에 의해 혈압을 유지하려는 방어 반응이라고 생각된다. 하지만, 혈압 유지를 담당하는 레닌-안지오텐신 보다 낮다. V_2 수용체는 신장집합요세관에 존재하며 아데닐사이클라아제(adenyl cyclase) 활성을 상승시켜 수분 투과성을 항진시킨다. ADH 분비는 혈청 삼투압 증가와 유효순환혈장량 감소에 의해 자극된다.

• 갈증

갈증은 고삼투압 상태의 개선을 위해서는 필수 조건이다. 갈증 중추는 시상하부의 복부 안쪽 영역에 존재한다. 갈증을 자극하는 것은 혈장 삼투압의 증가, 세포외액 및 혈장량의 저하, 구강 건조, 스트레스, 정신적 인자, 부교감신경차단제 등이 있다. 반면 혈청 삼투압 저하, 세포외액량 증가, 위의 팽만 등은 갈증을 억제한다.

• ADH 분비에 영향을 주는 인자

고삼투압 혈장과 유효순환혈장량 저하가 가장 강한 ADH 분비 자극이다. 반대로 수분 부하로 인한 혈장 삼투압의 저하는 ADH 분비 억제 작용을 한다. ADH의 반감기는 약 15~20분이다. 이 외에 ADH 분비는 그림 아래에 표시한 인자로 인해 변화한다. 맥주를 마시면 이뇨가 나타나는 것은 용량 부하(수분 부하)로 인한 ADH 분비억제와 알코올로 인한 ADH 분비억제의 부가 작용이다. 반대로 담배를 피우면 ADH 분비가 증가하여 소변량이 적어진다.

• 알부민 투여

알부민(albumin)은 혈청 중 약 4g 정도 포함되어 있지만, 삼투압은 분자량이 6만이므로 1mOsm/kgH_2O 이하가 된다. 따라서 알부민을 투여해도 삼투압은 변화하지 않지만 혈관 내외의 교질 삼투압 차이가 생겨 수분이 간질에서 혈관 내로 이동해 급격한 순환혈장량 증가가 나타나는 경우가 있다. 이 결과, 심부전이나 폐부종을 일으키는 경우가 있으므로 투여 속도에 주의해야 하며 최근에는 유전자 변형으로 인한 알부민 제제도 있다.

◈ 참고문헌

Clayton JA, et al. Severe hyponatraemia in medical in—patients : etiology, assessment and outcome. QJM. 2006 ; 99 : 505-11.

26 칼륨(K^+) 조절

바나나로 심정지가 올 수 있다.

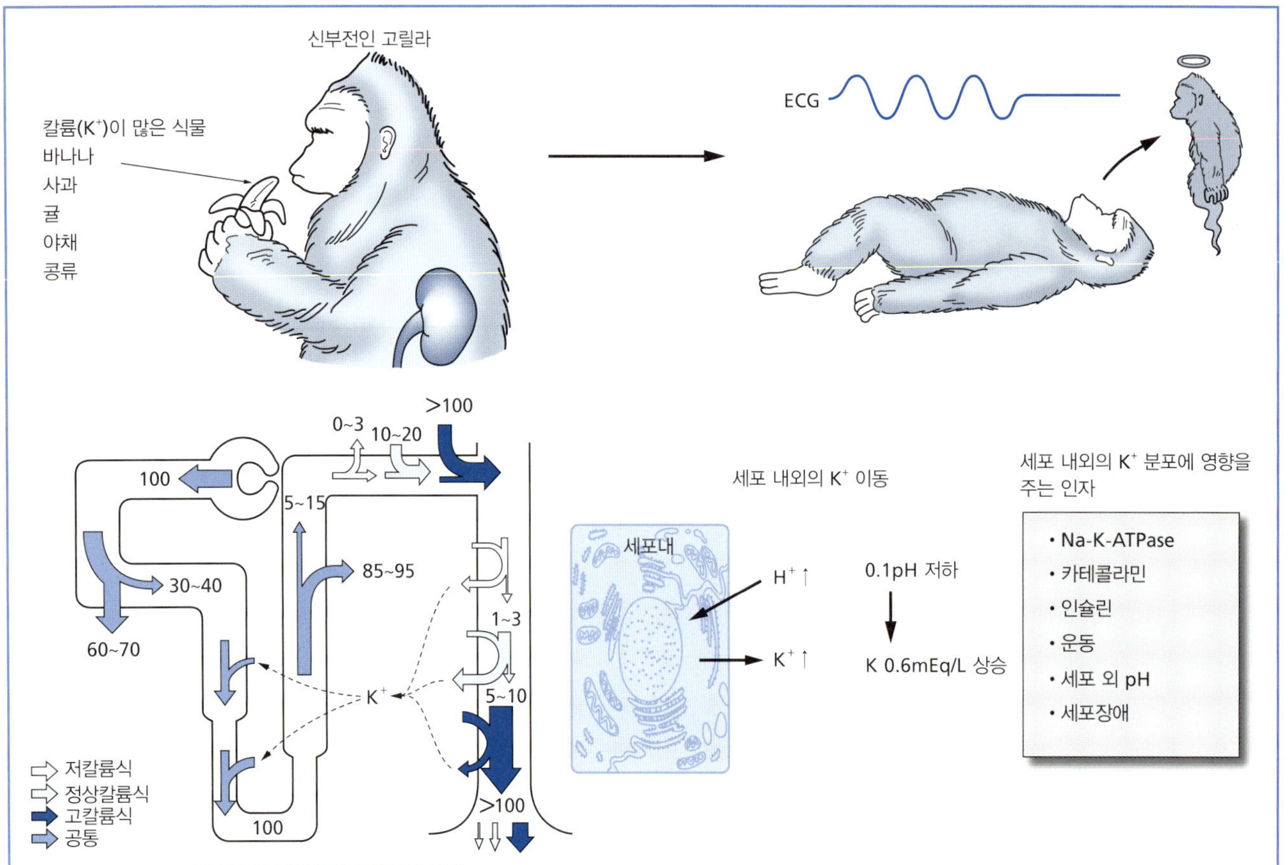

각 네프론 부위의 K^+ 재흡수와 분비
숫자는 사구체에서 여과된 K^+에 대한 %를 표시

칼륨(K^+)이라고 했을 때 **바나나**를 연상하는 사람은 **신부전 투석 환자**이거나 **영양사**일 것이다. 투석 환자가 대량의 바나나를 먹으면 부정맥을 일으켜 사망하고 만다. 바나나뿐만 아니라 사과나 귤 또한 위험하지만, 바나나는 특히 K^+ 함량이 많다. 일반적으로 식물은 세포내액을 다량 함유하고 있으며 K^+ 함량이 많기 때문에 신부전인 고릴라의 사인은 고칼륨혈증으로 인한 부정맥이다.

그럼 왜, 부정맥을 일으키는 것일까? K^+은 **4장**에서 서술하였듯이 **세포 내 많이** 존재하며 **세포 외에는 적다**. 이 세포 내외의 차이로 인한 **세포막 전위**를 형성하게 된다. **33장**에서 서술하듯이 세포 외의 K^+이 증가하면 전위가 줄어들고 흥분 역치에 가까워져 작은 자극으로도 쉽게 흥분하게 된다(젊은 사람처럼). 이로 인해 치명적인 부정맥(치사적 네프론 부정맥, fatal arrhythmia)을 일으키게 된다.

K^+은 이러한 **근육, 신경의 흥분, 전달, 수축에 관련된** 것 이외에 **세포의 효소 활성**이나 **내분비 자극 작용**도 있다.

혈청 K^+ 수치(세포 외)는 약 5mEq/L이지만 세포 내 대부분 존재하기 때문에(**세포 내 K^+ 농도는 약 140mEq/L**) 혈청 K^+ 수치를 근거로 경도의 K^+ 결핍이나 K^+ 과잉을 판단하는 것은 어렵다. 물론 다량의 K^+ 결핍이나 K^+ 과잉이 있다면 **심전도(33장)**나 혈청 K^+ 수치로 나타난다. **세포 내 K^+은 총량이 약 3,000mEq**나 되며 이것에 비해 **세포 외의 K^+은 60mEq**밖에 되지 않아 **세포 내 K^+이 약 50배나 많다**.

식사로 섭취된 K^+의 대부분은 신장에서 배설되므로 K^+ 대사에서 신장의 역할은 크다. 사구체에서 여과된 K^+의 대부분은 근위요세관에서 재흡수되며, 소변으로 배설되는 K^+은 원위 네프론, 특히 **집합요세관**에서 분비되는 K^+이다(**15장 그림**). 신장에서 K^+ 배설을 조절하는 호르몬은 **알도스테론**이며 이 외에 원위요세관을 흐르는 **소변량**과 **Na^+의 양**도 K^+ 분비에 중요하다.

• K^+이 많은 음식물

조리하지 않은 야채는 K^+을 많이 함유하고 있다. 특히 **바나나**나 **콩류**에 많으므로 신장 기능이 저하되어 K^+ 배설장애가 있는 환자는 주의할 필요가 있다.

• K^+과 고혈압

K^+ 섭취량이 많은 지역에서는 고혈압 빈도가 낮다는 보고가 있다. 예를 들어, 사과를 매일 먹는 아오모리현의 어느 마을은 다른 마을보다 고혈압 환자가 적다. K^+에 Na^+ 배설

작용이나 **강압작용**이 있는지는 확실하지 않다. 신장 기능이 정상이라면 K^+을 많이 섭취해도 신장에서 배설되기 때문에 문제가 되지 않는다. K^+ 이외에 Mg^{2+}, Ca^{2+} 등의 양이온도 식염감수성 고혈압의 강압에 효과가 있다고 알려져 있다.

• 신장에서 K^+ 배설

섭취된 K^+(40~120mEq)의 대부분이 신장에서 배설된다. 근위요세관에서는 등장성으로 K^+이 재흡수되고(여과된 K^+의 70%), 두꺼운 Henle 상행각에서는 Na-K-2Cl 수송으로 재흡수된다. 또한 **집합요세관의 주세포**로 K^+분비가 일어난다. 게다가 집합요세관의 **세포에서는 H-K-ATPase**에 의해 **K^+이 재흡수** 되므로, 원위 네프론(집합요세관, 접합요세관, 수질부 집합요세관)에서는 K^+이 분비되기도 하고 재흡수되기도 한다. 즉, K^+ 배설은 주로 집합요세관에서 조절된다.

• 알도스테론(aldosterone)

부신피질호르몬이며 알도스테론의 분비는 **안지오텐신 II와 혈청 K^+ 상승**으로 인해 나타난다. 부신에서 분비된 알도스테론은 집합요세관(피질부 집합요세관의 주세포와 접합요세관, 수질부 외층 집합요세관의 세포)에 작용하여 K^+ 분비와 Na^+ 재흡수를 자극한다. 이 작용은 **39**장의 그림에서 보듯이 관강측막의 **Na^+ 투과성**을 증가(Na과 K channel을 연다)시키며 또한 동시에 혈관측막의 **Na-K-ATPase를 활성화**시킨다고 생각된다.

• K^+과 pH의 관계

혈청 K^+과 H^+은 같은 방향으로 변화한다(pH와는 반대 방향). pH가 0.1 감소하면 혈청 K^+은 0.6mEq/L 상승한다. 이 반응은 생체가 세포외액의 항상성을 유지하기 위해 pH를 우선하여 산증을 막고 있다. 그림으로 나타냈듯이 pH가 감소하여 H^+이 증가하면 이 H^+을 세포 내로 넣고 대신 양이온의 K^+을 세포 내에서 세포 밖으로 방출하는 것이다. 이 변화는 pH가 정상화하면 원래대로 돌아오므로 산증 치료 후에 저칼륨혈증에 걸릴 수도 있는 위험성도 포함되어 있다.

• 인슐린(insulin)

인슐린은 골격근이나 간의 **Na-K-ATPase를 활성화**하기 때문에 Na^+을 세포 밖으로, K^+을 세포 내로 이동시켜 혈청 K^+을 감소시키는 작용이 있다. 이 작용은 포도당의 세포 내 수송과 직접적인 관계를 갖지는 않는다. 이 작용은 **고칼륨혈증의 치료**(포도당과 함께 사용된다)에 이용된다. 포도당을 병용하는 이유는 저혈당 방지와 포도당으로 인한 내인성 인슐린 분비 자극 때문이며 포도당 자체에는 혈청 K^+을 감소시키는 직접작용은 없다.

• 카테콜라민(catecholamine)

β_2 차단제를 투여하는 환자에게는 K^+ 부하로 인해 쉽게 고칼륨혈증이 된다. 이것은 β_2 수용체가 세포 내에서 K^+ 이동을 자극시키기 때문이며 β_2 차단제로 억제되면 혈청 K^+ 상승이 나타난다. 또한 반대로 스트레스로 인해 카테콜라민이 증가하면 저칼륨혈증이 된다(stress hypokalemia).

• 저칼륨혈증(hypokalemia)

혈청 K^+ 3.5mEq/L 이하를 저칼륨혈증이라고 한다. 저칼륨혈증의 원인은 ① **신장이나 소화관에서의 상실**, ② **세포 내 이동**이 의심된다. 인슐린 투여나 알칼리증(alkalosis)으로 인해 혈청 K^+이 세포 내로 움직인다. 신장에서는 이뇨제의 투여(**39**장)나 알도스테론증으로 K^+ 배설 증가가 나타난다. 설사나 변비약의 남용으로 인해 소화관에서의 K^+ 상실이 나타난다. 증상은 신경 증상과 다뇨(농축력장애), 무기력감, 장폐색증(ileus) 등의 증상이 있다. K^+ 결핍량의 치료는 **34**장에 서술한다.

• 고칼륨혈증(hyperkalemia)

혈청 K^+ 5mEq/L 이상인 상태를 고칼륨혈증이라고 한다. 단, 가성 고칼륨혈증은 포함하지 않는다. 진짜 고칼륨혈증의 원인으로 ① **K^+ 과잉 투여**, ② **신장에서의 배설장애**, ③ **세포 내외 K^+ 이동**으로 3가지를 생각할 수 있다. **보존혈액 수혈**이나 **K^+ 함유 수액제 투여**는 K^+ 과잉 투여가 된다. 하지만 신장 기능이 정상이라면 배설되므로 문제는 없지만, 배설장애(신부전)가 있다면 쉽게 고칼륨혈증이 된다. 배설장애의 원인으로는 급성신부전, 만성신부전, 저알도스테론증 등이 있다. 사지나 입술의 저림, 근무력감 등과 같은 증상이 있다. 치료법은 **33**장에 서술한다.

• 가성 고칼륨혈증

K^+은 세포 내 많이 존재하고 채혈 시 **지혈대**로 장시간 압박하면 채혈 시 혈액에 세포 내 K^+이 유입되어 K^+ 측정 수치가 높아진다. 그 외에 **혈청 분리**까지 장시간 방치했을 경우, **백혈병**으로 백혈구가 증가하는 경우, **혈소판이 증가**하는 경우 등에서 가성 고칼륨혈증을 일으킨다. 고칼륨혈증을 인정하는 경우에는 지속적으로 가성 고칼륨혈증을 부정해야 한다.

• 고칼륨혈증을 일으키지 않는 수혈

보존혈액은 적혈구 등의 세포 성분에서 K^+이 유출되어 보존혈액 혈청은 K^+을 많이 함유하고 있다. 따라서 **투석 환자**나 **급성신부전** 환자에게 수혈하는 경우 **세정된 적혈구**를 사용하면 고칼륨혈증 발생을 예방할 수 있다. **농축적혈구**는 보존혈액보다 적지만 역시 고칼륨혈증의 원인이 된다. 투석 환자에게는 혈액투석으로 효율 좋은 K^+이 제거될 수 있으므로 세정된 적혈구를 사용하지 않는 경우에는 **혈액투석 중 보존혈액을 수혈**한다.

◈ 참고문헌

Stanton BA. Renal potassium transport : morphological and functional adaptations. Am J Physiol. 1989 ; 257 : R989-97.

27 칼슘(Ca)과 인(P) 조절

장수의 비결

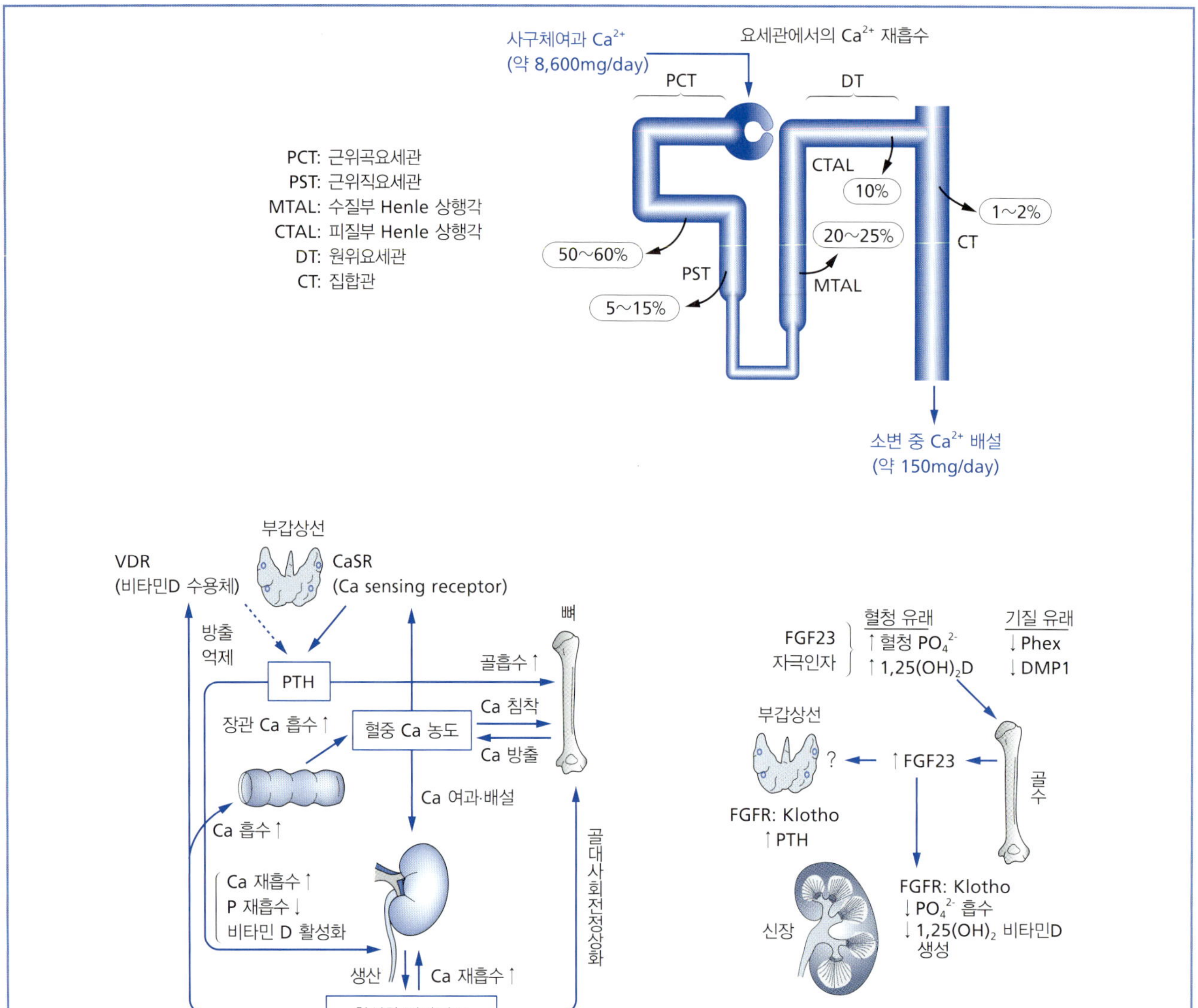

FGF23과 Klotho의 역할

Ca^{2+}과 P은 진화의 과정에서 중요한 기능을 하고 있다. 최근 화제가 된 연구에서 P이 낮을수록 장수한다는 보고가 있다. 또한 비타민 D 농도가 높은 사람일수록 수명이 길다는 보고도 있다(그림). 진화의 초기에 탄산 Ca을 골격으로 선택한 생명체는 탄산 Ca이 비교적 불용성이므로 Ca^{2+}의 이용이 어려워지며 크기가 커질 수 없었다. 반면, 인산 Ca을 골격으로 선택한 생명체는 인산 Ca의 이온화하기 쉬운 성질 때문에 Ca^{2+} 이용이 가능해져 대형화되는 진화의 길을 걸었다. 따라서 사람의 뼈는 인산수소 Ca과 hydroxyapatite(인산 Ca과 수산화 Ca으로 이루어져 있다)로 형성되어 있다. 척삭동물(chordate)에서 척수동물로 발전할 수 있었던 것은 내골격(등뼈) 덕분이다.

사람의 Ca^{2+} 혈청 농도는 장관에서의 흡수, 신장에서의 배설, 뼈에서의 출입에 의해서 결정된다. 이것을 조절하는 것이 부갑상선호르몬(parathyroid hormone, PTH), 비타민 D, FGF23, 칼시토닌(calcitonin)인 4개의 호르몬이다. 또한, 에스트로겐 저하는 폐경 후 골다공증을 야기하므로 중요하다. PTH과 비타민 D는 혈장 Ca^{2+}을 상승시키고 칼시토닌은 혈장 Ca^{2+} 농도를 저하시켜 정상범위로 조절한다. 혈청 Ca^{2+} 농도는 10mg/dL이지만(5장) 알부민에 의해 영향 받는다.

• 알부민의 영향

혈중 Ca 농도(mg/dL)는 50%가 알부민과 결합하기 때문에 알부민 농도에 영향 받지만, 그 보정식은

보정 Ca 농도(mg/dL)
=측정 Ca 농도(mg/dL) - 알부민 농도(g/dL) + 4

로 나타낸다. 이온화 Ca^{2+} 농도(mEq/L)를 직접 측정하는 경우 알부민의 영향을 생각할 필요는 없다.

• 외골격과 내골격

삼엽충이라는 진화 초기에 나타난 대표적인 생물의 외골격은 수분 손실 방어와 중력에 견디며 육지로 진출하는데 유리했다. 하지만, 외골격 생물의 크기가 커지지 않아 그 후 진화에서 척추동물에게 주역을 빼앗겼다. 예를 들어, 외골격 생물(파충류)은 소나 말 정도의 크기까지만 커질 수 밖에 없었다. 그리고 외골격이 차지하는 중량이 커져 움직임이 둔하였다. 거미의 크기를 10배로 늘리기 위해서는 외골격을 10배 이상으로 늘리지 않으면 몸을 지지할 수 없기 때문에 실용적이지 않다. 어류에서 포유류로 진화해 온 생물은 내골격을 갖기 때문에 신경계나 운동 능력이 발달하고, 체중을 지지하는데 유리했다.

• 수산화인화석(hydroxyapatite)

뼈의 성분이며 인산과 Ca^{2+}의 화합물이다. $3[Ca_3(PO_4)_2]Ca(OH)_2$의 구조를 가지며 Ca^{2+}의 99%가 hydroxyapatite로 뼈에 저장되어 있다. Ca^{2+}이 결핍되면 뼈가 약해져 골연화증이 된다.

• 부갑상선호르몬(PTH)

PTH은 34개의 아미노산으로 이루어져 있는 펩티드호르몬이다. 부갑상선에서 분비되어 Ca^{2+}의 혈청 농도를 조절하고 있다. 혈청 Ca^{2+} 농도가 상승하면 PTH 분비가 억제되며, Ca^{2+} 농도 저하는 PTH 분비 자극이 된다. PTH은 골염 hydroxyapatite를 용해하고(골 흡수), 뼈에서 세포외액으로 Ca^{2+}을 방출한다. 또한 신장에 작용하여 Ca^{2+} 재흡수를 증가시키고 소변으로의 Ca^{2+} 배설을 감소시킨다. 즉, PTH은 Ca^{2+}을 상승시키는 작용을 갖는다.

• 생물의 PTH

PTH은 양서류, 파충류, 조류, 포유류에 존재한다. 해수(Ca^{2+} 농도는 40mg/dL로 높은 수치이다) 안에서 살아가는 연골어류의 세포 내 Ca^{2+} 농도는 포유류와 같은 10mg/dL이다. 물고기의 아가미는 내부환경을 조절하는 중요 기관이다. Teleost(진골) 어류는 해수의 Ca^{2+} 농도가 10배나 높기 때문에 세포외액의 Ca^{2+}을 증가시켜 PTH은 필요하지 않다. 그런데 육지 생활을 하게 되면 저칼슘혈증이 될 위험성이 나타나기 때문에 세포외액 Ca^{2+} 저하를 감지하는 기능(부갑상선), Ca^{2+}을 공급 또는 저장하는 기능(뼈), 세포외액 Ca^{2+} 상승에 대응하는 기능(PTH, 비타민 D)이 필요하게 된다.

또한, PTH과 칼시토닌 수용체의 구조는 40%가 같으며, 진화 도중에 분화되었을 가능성이 있다.

• 비타민 D 활성화

활성형 비타민 D의 전구물질인 비타민 D_3는 자외선 작용으로 피부에서 만들어지거나 식사 시 섭취할 수 있다. 비타민 D는 간에서 25위로 수산화를 받으며, 신장의 근위요세관에서 1위로 수산화를 받아 $1\alpha, 25(OH)_2D_3$이 된다. 어류에는 비타민 D_3가 대부분 간에서 활성형이 되지만, Ca 대사보다도 세포분화나 증식에 관여하고 있다.

• PTH과 비타민 D

PTH은 간의 근위요세관에 존재하는 1α-hydroxylase를 cyclic AMP를 통해 활성화하고 25-hydroxyvitamin D[$25(OH)D_3$]에서 1,25-hydroxyvitamin D[$1,25(OH)_2D_3$ 활성형 비타민 D]로 변환한다. 이 활성형 비타민 D는 원위요세관에 작용하고 Ca^{2+} 재흡수를 증가시킨다. 또한 장관에서 Ca^{2+} 흡수도 증가시킨다. PTH과 비타민 D는 뼈에 작용하여 골아세포(osteoblast)를 자극한다. 이 골아세포에서 분비되는 사이토카인(cytokine)에 의해 파골세포(osteoclast)가 자극된다. 파골세포는 Ca^{2+}을 유리하고 혈장 Ca^{2+} 농도를 증가시킨다. 혈장 Ca^{2+} 농도의 저하는 부갑상선에서 PTH 분비를 증가시키고, PTH은 신장에서 비타민 D 활성화를 실시해 Ca^{2+} 농도를 정상으로 유지하도록 조절한다.

• P의 조절

인(P)도 hydroxyapatite로서 뼈에 80%가 존재한다. 남은 대부분이 세포 내에 있으며 1%가 세포외액 속에 존재한다. 식사 중 P은 빈 창자에서 흡수되지만 비타민 D가 흡수를 자극한다. PTH에 따라 소변으로 배설이 증가한다(**16장**).

• P이 많은 식사

신장 기능이 저하된 투석 환자에게는 P의 제한이 필요하며 P를 많이 함유한 식사를 제한해야 한다. P은 단백질에 결합하는 경우가 많고 고단백 음식은 P 함유량이 많다. 유제품인 우유, 치즈에도 많은 P이 함유되어 있다. P의 흡착제로서 최근 Renagel®이 주목 받고 있다.

• 장수와 비타민 D

면역학 조사에서 혈중 비타민 D 농도가 높을수록 장수한다는 보고가 있다. 개입연구에서도 비타민 D의 적절한 투여로 수명이 늘어난다. 하지만 비타민 D의 다량 투여는 혈관의 석회화를 초래하기 때문에 적절한 투여량이 중요하다.

• FGF23과 klotho

그림과 같이 P과 Ca 조절에 새롭게 추가된 FGF23과 klotho가 있다. 이 FGF23은 P과 비타민 D 농도 증가로 뼈에서 분비되는 물질이며 부갑상선과 신장에 작용하여 P과 Ca 조절에 관여한다. FGF23은 수용체에 결합하여 그 작용을 발휘하지만 이 수용체에는 klotho 존재가 필요하다.

◈ 참고문헌

1. Kumar R. Vitamin D and calcium transport. Kidney Int. 1991 ; 40 : 1177-89.
2. Davies MR, Hruska KA. Pathophysiological mechanisms of vascular calcification in end—stage renal disease. Kidney Int. 2001 ; 60 : 472-9.

28 pH 조절

신장과 폐가 주역이다.

● 불휘발성 산
식사 또는 세포에서의 산 부하
(1mEq/kg/day)

● 휘발성 산
세포에서 휘발성 산 부하
(15,000~20,000mEq/day)

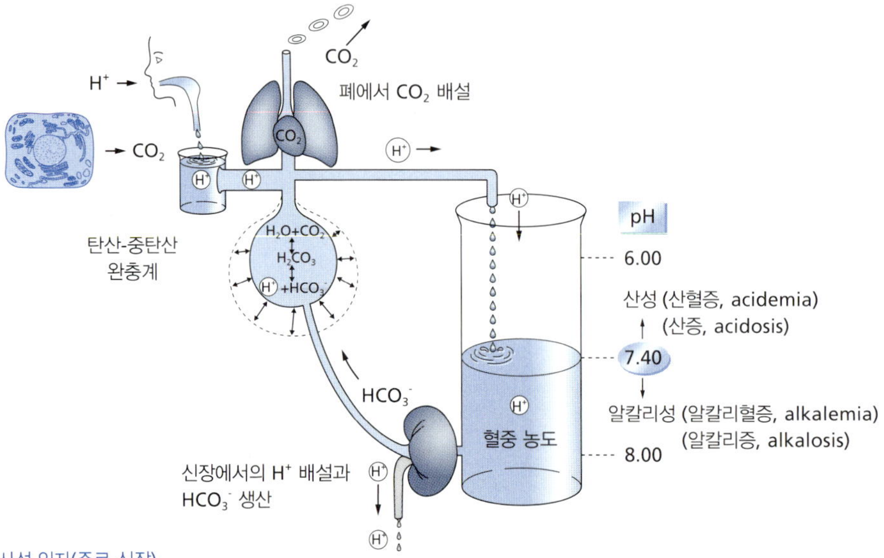

암모늄이온(ammonium ion), 적정산(titratable acid)으로 배설

Henderson-Hasselbalch식

$$pH=6.1+\log\frac{[HCO_3^-]}{0.03\times PaCO_2}$$

← 대사성 인자(주로 신장)
← 호흡성 인자(폐)

pH↓ { $[HCO_3^-]$↓ 대사성 산증; $PaCO_2$ ↑ 호흡성 산증 }

pH↑ { $[HCO_3^-]$↑ 대사성 알칼리증; $PaCO_2$ ↓ 호흡성 알칼리증 }

산염기평형과 신장

pH와 H^+의 관계

pH	$[H^+]$(nM/L)
7.80	16
7.70	20
7.60	26
7.50	32
7.40	40
7.30	50
7.20	63
7.10	80
7.00	100
6.90	125

근사법(simplified method): pH의 아래 2열과 $[H^+]$을 더하면 약 80이 된다. 예를 들어 pH=7.40일 때 $[H^+]$은 40이며 40+40=80이 된다

동맥혈가스와 정맥혈가스의 차이

	pH	$[H^+]$ (nM/L)	$PaCO_2$ (mmHg)	HCO_3^- (mEq/L)
동맥혈가스	7.37~7.43	37~43	36~44	22~26
정맥혈가스	7.32~7.38	42~48	42~50	23~27

pH란, H 이온(H^+) 농도(산성도)의 역수를 그림 속 식으로 표현했듯이 **log로 나타낸 것**이다. 따라서 H^+이 증가하면 pH는 저하하고 H^+이 감소하면 pH는 상승한다. 물의 pH는 중성이며(pH 7.0) 그림으로 나타냈듯이 H^+과 OH^+이 같은 양(동량) 존재한다. 그런데 혈액에서는 pH 7.4이고 경도 알칼리성을 띠고 있다. 혈액의 **pH를 조절**하는 것은 주로 **탄산-중탄산이온완충계**이며 식으로 나타냈듯이 pH 7.4에서 평형상태가 된다. 그 외에도, 인간에게는 뼈로 인한 완충계나 세포로 인한 완충계가 존재한다. **인간의 몸은 산성에 대해서는 방어기구가 발달해 있어 비교적 강하지만 알칼리성에 대해서는 약하다.**

혈액 pH 조절은 주로 **폐**와 **신장**에서 이루어지며, 식에 있듯이(**Henderson-Hasselbalch식**) 신장이 주요 생산부위인 HCO_3^- 농도와 호흡 기능으로 조절되는 $PaCO_2$에 따라 pH가 결정된다. 따라서 HCO_3^- 이상을 **대사성 장애**, $PaCO_2$의 이상을 **호흡성 장애**라고 부르고 있다. HCO_3^-이 감소하는 당뇨병성 케톤산증 등은 **대사성 산증**으로 분류되며 HCO_3^-이 증가하는 탄산수소나트륨($NaHCO_3$, sodium bicarbonate) 과잉 부하는 **대사성 알칼리증**으로 분류된다. 또한 $PaCO_2$이 상승하는 호흡부전은 **호흡성 산증**, $PaCO_2$이 감소하는 과호흡기증후군은 **호흡성 알칼리증**으로 분류된다. 이들의 산염기평형장애는 **기본 장애**이며 종종 환자에게는 이러한 기본 장애가 몇 가지 합병하는 **혼합장애**가 있다.

• 왜 혈액 pH는 알칼리성인가?

혈액 pH는 7.40±0.05로 매우 좁은 범위로 조절되고 있다. 세포 내 pH는 거의 중성이며 이 혈액과 세포 내 pH의 차이가 항상성 유지에 중요하다. 그 이유는 pH 7에서는 세포 내 수용성 저분자 중간 대사산물(산성 화합물도 염기성 화합물도 해당)은 대부분이 이온화(ionization window)된다. 이온화된 물질은 세포막을 투과하기 어려운 성질에서, 이들 세포 내 중간 대사산물은 세포 외로 누출되지 않고 세포의 물질대사에 사용될 수 있다. 게다가 세포대사의 결과로 생성된 물질은 CO_2를 비롯하여 대부분이 산성 물질이며 세포외액 pH가 알칼리성인 것은 세포 내에서 세포 외로 산성 대사산물의 이동에 유리하다(sink 작용).

• 완충작용

생체방어를 위해서는 H^+의 변화를 적게 할 필요가 있다(항상성). 약산 또는 약염기를 용매로 넣어두면 강산이나 강염기를 넣었을 때의 H^+ 농도 변화가 크게 나타나지 않는다(완충작용). 사람에게는 약산으로 중탄산-탄산계가 사용되고 있으며 외부에서 가해지는 강산으로 영향을 적게 만들고 있다. 이 완충물질은 H^+과 결합함으로써 H^+의 상승을 막고, H^+과 분리시킴으로써 H의 저하를 막고 있다.

• 체액 감소로 인한 산증(contraction alkalosis)

체액이 감소해 혈액이 농축되면 알칼리증이 된다. 이것은 Na^+과 수분이 손실되는 것에 비해 HCO_3^-이 상실되지 않아 일어난다. Loop 이뇨제나 티아지드계 이뇨제 투여, 구토, 낭성섬유증(땀의 Cl^- 농도가 100mEq/L인 것에 비해 HCO_3^- 농도는 혈청보다 낮다)으로 확인할 수 있다.

체액 감소로 인한 알칼리증 지속은 신장에서 HCO_3^- 배설이 제대로 이루어지지 않기 때문이다(HCO_3^- 재흡수 항진). 근위요세관에서의 HCO_3^- 재흡수는 Na^+ 재흡수에 의존하고 있으며, 체액 감소로 인해 Na^+ 재흡수가 항진하면 알칼리증이 있음에도 불구하고 HCO_3^- 재흡수가 지속된다.

• K^+과 H^+

세포외액의 pH 변화는 혈청 K^+ 농도에 영향을 주어 pH가 0.1 상승(H^+ 감소)하면 K^+은 0.6mEq/L 저하한다. pH 저하(H^+ 증가)에 대해서도 K^+은 동일한 정도로 상승한다. 이 변화는 세포외액의 pH를 유지하려는 생체반응이며 H^+가 증가하는 것을 억제하기 위해, 세포내액의 K^+이 교환으로 H^+을 세포 내로 흡수하고, 세포외액인 pH 변화를 최소로 하려고하는 반응이다. 암기할 때, 세포외액 K^+과 H^+(pH가 아니다)이 같은 방향으로 변화하는 것을 기억해두면 좋다.

• pH와 H^+의 관계

pH 정의의 식으로 계산하면 한쪽에서 다른 방향으로 이끌어낼 수 있지만, 임상에서 쉽게 계산하는 방법이 있다. 표로 표시한 것은 실제 pH와 H^+ 관계이지만, 근사법에서는 pH의 아래 2줄과 H^+ 농도(nanomol/L)를 더하면 약 80이 된다.

• 동맥혈가스 분석과 정맥혈가스 분석

산염기평형을 파악하기 위해서는 혈액가스검사가 필수이다. 동맥혈가스가 좋지만 채혈이 번거롭다. 여기서 정맥혈가스를 대체할 수 있는가를 생각해보자. 표와 같이 동맥혈가스와 정맥혈가스는 다르지만 그 차이를 알고 있다면 동맥혈가스를 잴 수 없는 긴급 시 추정할 수 있다. 특히 HCO_3^-에 관해서는 지혈대를 하지 않고 채혈하면 동맥혈가스 HCO_3^-과의 차이는 적다.

• 대사성 산증(metabolic acidosis)

Henderson-Hasselbalch식으로 분자의 HCO_3^-이 저하하는 병이다. 산생성 증가(당뇨병성 케톤산증, 젖산성 산증 등)나 산배설장애[만성신부전, 신요세관성 산증(renal tubular acidosis, RTA) 등]로 나타난다. 유기산 증가와 H^+ 증가 2개의 타입으로 나눌 수 있다. Anion gap 증가형(정상 Cl)과 정상 anion gap형(고 Cl)이 있다. Anion gap이 증가하면 유기산이 체내로 축적되는 것을 의미한다. 이것에 비해 정상 anion gap형에서는 H^+ 증가로 인해 HCO_3^-이 감소하고 같은 음이온인 Cl^-이 증가하는 타입이다.

• 대사성 알칼리증(metabolic alkalosis)

Henderson-Hasselbalch식에서 분자의 HCO_3^-이 증가하는 병이며 탄산수소나트륨 과잉 투여, 구토로 인한 위액 상실(HCl를 포함하여 H^+ 상실)을 일으키고 HCO_3^-이 증가한다.

• 호흡성 산증(respiratory acidosis)

Henderson-Hasselbalch식에서 분모인 $PaCO_2$가 증가하는 병이다. 폐렴, 만성폐쇄성폐질환(chronic obstructive pulmonary disease, COPD), 천식 등이 나타난다.

• 호흡성 알칼리증(respiratory alkalosis)

$PaCO_2$ 저하하는 병으로 과다환기증후군 등으로 확인할 수 있다.

• 혼합산염기장애

기본형인 대사성 산증, 대사성 알칼리증, 호흡성 산증, 호흡알칼리증에서 2개 이상이 합병하는 병이다. 예를 들어, 살리실산 중독에서는 세포장애로 인해 대사성 산증이 된다. 또한 호흡중추자극작용으로 인해 호흡성 알칼리증을 나타내는 혼합산염기장애가 된다.

• 보상성 변화

기본형의 산염기장애는 보통 보상작용으로 인한 변화를 동반한다. 이러한 세포외액인 pH 변화를 되도록 적게 하는 생체방어 반응이다. 대사성 산증에서는 HCO_3^- 저하와 동반해 pH 변화를 적게하기 위해서(식을 보면 확실해진다) $PaCO_2$가 저하한다(호흡 촉진으로 인해). 임상적으로도 당뇨병성 케톤산증 환자에게서 호흡수가 증가하거나 호흡이 깊어지는 것을 확인할 수 있다.

◈ 참고문헌

Rose BD, Post TW. Clinical physiology of acid—base and electrolyte disorders. 5th ed. New York, NY : McGraw-Hill, 2001.

29 부종(edema)

식염 과잉

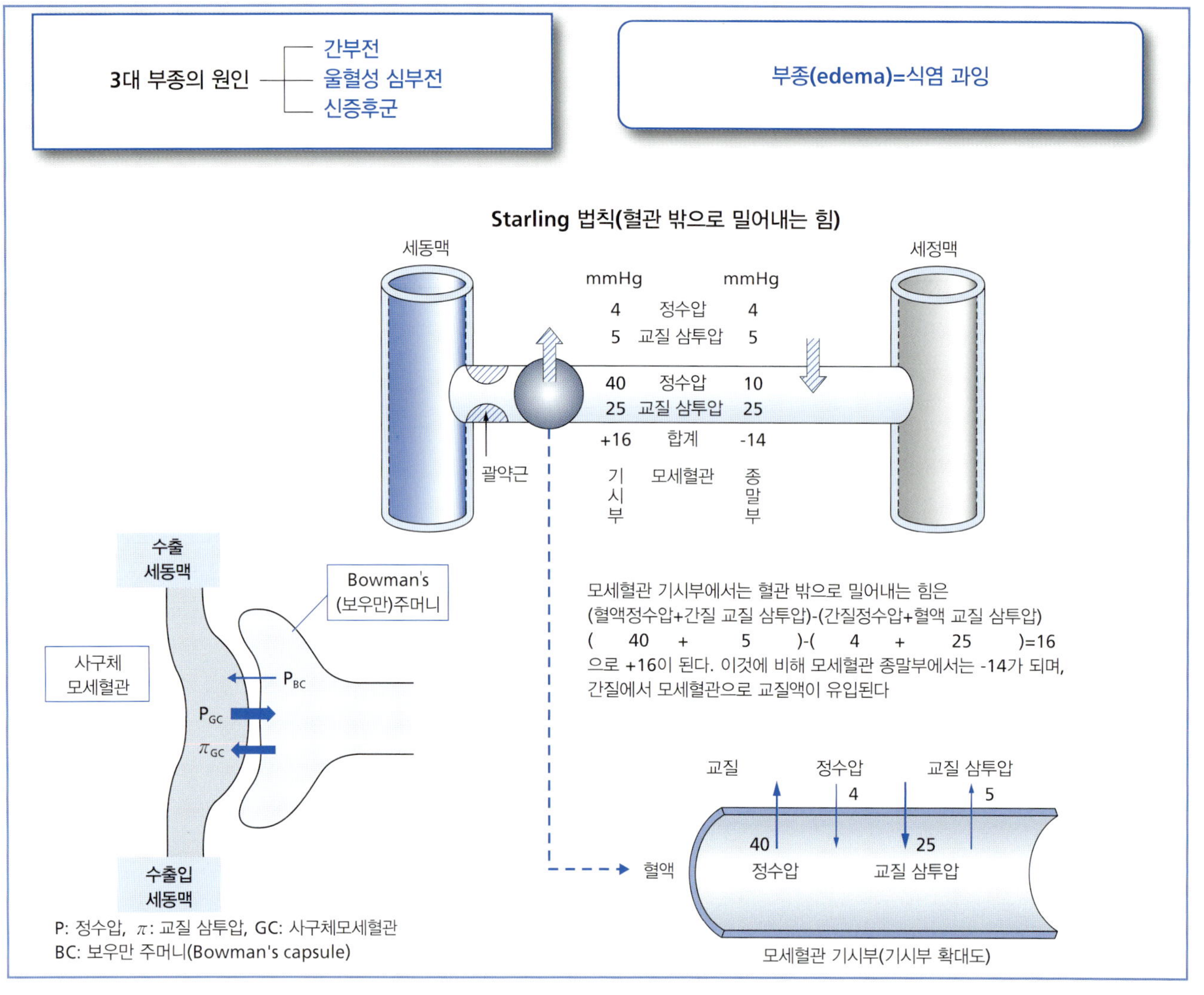

부종(edema)은 **간질**(2장)에서 **수분**이나 **NaCl**이 저류된 상태이다. 자주 나타나는 곳은 **하퇴**(발목에서 무릎에 걸쳐서)와 **눈꺼풀(안검)**이다. 이 부분은 간질조직(interstitial tissue)이 결절되어 물이 저류하기 쉽기 때문이다. 단, 부종이 심해지면 어느 조직에서도 수분 저류가 나타나는 **전신성 부종**이 된다. 이러한 상태(예를 들어 **신증후군**)에서는 **장관** 등에도 부종이 일어나 **흡수장애**를 초래하여 **설사**가 나타나는 경우도 있다. 부종의 원인으로는 **심부전, 간부전, 신증후군, 신부전, 호르몬 이상, 정맥 또는 림프의 환류 이상** 등이 있다.

부종은 수분과 Na^+의 저류이지만 세포외액량(주로 간질에 있는 수분)을 결정하는 것은 Na^+의 양(식염)이다. 따라서 부종은 수분의 저류라기보다는 Na^+의 저류라고 생각하는 편이 임상에서 도움이 된다(신장에서의 Na^+ 저류). 즉, **부종을 관찰하면 식염 과잉을 생각해야 한다.** 혈관 밖으로의 수분 이동(간질)은 혈관 내외의 압력(정수압)과 삼투압의 차이로 정해진다(**Starling 법칙**). 따라서 정수압 증가(심부전)나 교질 삼투압 감소(신증후군, 간부전)에 따라 부종이 발생한다.

식염 과잉으로 인한 부종 외에 **국소 부종**(몸의 일부만 부종)이 있다. 이것은 **정맥혈전증**이나 **림프관 폐쇄**로 인해 하체에 부종이 생기거나 눈꺼풀에서 **퀸케 부종(Quincke's edema)**이 나타나는 경우도 있다. **디프테리아(diphtheria)**의 경우에는 감염으로 인해 **후두 부종**을 일으키며 이외에도 **특발성 부종**이나 **약제성 부종**도 있다.

• Starling 법칙(Starling law)

혈관 내외의 수분 움직임은 정수압과 교질 삼투압으로 정해진다(그림 참조). 혈관 내 정수압은 체액(혈장)의 혈관 내에서 간질로 밀어내는 힘이 되며, 반대로 혈관 내의 교질 즉, 단백질(알부민)은 체액을 간질에서 혈관 내로 집어 넣는 힘이 된다.

• 신장의 간질압

일반적으로 조직의 간질정수압은 마이너스이다. 그렇지만, 신장은 플러스가 되는 장기이다. Guyton은 플라스틱 구멍이 있는 공을 여러 조직에 삽입하여 그 속에 머물고 있는 간질액의 정수압을 측정하고 신장만 양압이 되는 것을 발견했다.

• 신증후군(nephrotic syndrome)

부종, 고단백뇨(1일 요단백>3g), 저단백혈증(혈청단백질<6g/dL, 혈청알부민<3g/dL), 고콜레스테롤혈증인 4가지 징후를 갖는 병을 말한다. 신증후군은 만성사구체신염이나 당뇨병, 아밀로이드증 등의 여러 질환으로 나타난다. 신증후군 부종의 원인은 저단백혈증에서 파생된 신장의 Na^+ 저류이다. 따라서, 단지 이뇨제 투여나 순환혈장량의 저하를 초래하여 신장 기능 저하를 일으킨다. 부종을 치료하기 위해서는 이뇨제를 복용함과 동시에 식사 시 Na^+ 섭취를 제한해야 한다.

• 신증후군과 이뇨제 저항성

신증후군에서 이뇨제(loop 이뇨제, 푸로세미드)가 효과가 없는 경우가 있다. 그 이유는, 소변 중 알부민과 이뇨제가 결합해 불활성형이 되는 것과 혈청 중 알부민이 저하하기 때문에 비결합성(free) 이뇨제가 증가해, 간질에서 이동하고 신장으로 도달하는 양이 감소하는 것인 2가지가 있다. 따라서 이뇨제 저항성 신증후군 환자에게는 이뇨제 투여를 증가시키든가 알부민과 동시에 이뇨제를 투여하면 좋다.

• 울혈성 심부전(congestive heart failure)

관상동맥질환, 심근증, 판막증, 폐성 심질환 등이 원인이 되어 울혈성 심부전이 일어난다. 관상동맥질환이나 고혈압성 심질환에서는 좌심부전을 초래하므로 폐부종을 일으키기 쉬운 반면, 이것에 비해 폐성 심질환은 우심부전을 일으켜 하체 부종이나 복수를 초래한다. 심근증은 좌우의 심실부종을 초래하기 때문에 폐부종과 하체의 부종을 초래한다(그림 왼쪽). 전방장애설은 심박출량 감소가 Na^+ 저류를 일으킨 것이라는 가설이다.

• 간부전(liver failure)

Overflow설과 underfilling설이 있다. Overflow설은 간장애로 인해 간신증후군(신경성 또는 체액성 인자로 인한 신장의 Na^+ 저류)이 되며 체액 저류에서 부종이 발생한다. Underfilling설은 저단백혈증, 혈관확장, 간정맥이 같은 압력으로 상승하여 부종이 생긴다는 설이다. 복수 저류는 문맥압 항진의 원인이라고 생각되지만 그것도 간정맥동의 압력 항진으로 인해 간피막에서 직접 수분 누출이 일어난다고 한다.

• 임신

임신한 여성은 900~1,000mEq의 Na^+과 6~8L의 수분 저류가 나타난다. 혈관확장으로 인해 순환혈장량 저하로 적응한 결과라고 생각되며 삼투압 수용체에 관여하는 사람융모성 생식선자극호르몬(human chorionic gonadotropin, hCG)이 중요한 역할을 갖는다고 생각된다. 임신 후기에서는 확대된 자궁으로 인해 하대정맥이 압박되는 것도 원인 중 하나이다. 생리적 변화이므로 치료할 필요는 없다.

• 단식 후 음식으로 인한 부종(refeeding edema)

3일 정도 단식을 한 후 식사를 하면 부종이 나타난다. 이 현상은 당뇨병성 케톤산증이나 특발성 부종 치료 시에도 나타난다. 탄수화물 섭취가 방아쇠가 되어 인슐린으로 인한 요세관에서의 Na^+ 재흡수 증가가 원인이라고 생각된다. 그리고 다이어트를 하면 담석이 형성되기 쉬워진다.

• 특발성 부종(idiopathic edema)

신장질환이나 간질환, 심장질환이 없는 젊은 여성의 부종을 말하지만, 처음에는 생리 전 부종, 이후에는 지속적으로 부종이 나타난다. 원인은 확실하지 않지만 서있는 자세로 인해 혈액이 다리로 이동해 순환혈액량이 감소하고 신장 혈류량의 감소, 레닌-ADH-카테콜라민(catecholamine) 상승이 나타난다. 즉, 모세혈관 투과성 항진이 나타나며 여성호르몬이나 도파민의 관여가 의심된다. 1일 체중변화량은 2~3kg 이상이며 중증례에서는 저녁에 5kg 이상 체중 증가가 있다.

• 암으로 인한 복수

암의 전이로 암성 복막염이 나타나면 복수(혈성)가 고이게 된다. 이것은 암세포로 인한 림프관 폐쇄와 모세혈관 투과성 항진으로 인한 것이다.

• 약제성 부종

Na^+ 저류를 일으키는 약물로서 혈관확장제[미녹시딜(minoxidil), 디아족사이드(diazoxide)]나 비스테로이드성 소염제(non-steroidal anti-inflammatory drug, NSAID), 알도스테론 작용을 갖는 플루드로콜티손(fludrocortisone), 에스트로겐(estrogen) 등이 있다. NSAID는 Na^+ 이뇨작용을 갖는 프로스타글란딘(prostaglandin) 생성을 억제하기 위해 부종이 일어난다고 한다.

• 심장과 신장 관련 정맥압

심장과 신장은 밀접한 관계를 갖는다. 심부전이 나타나면 신장 기능이 저하하고, 신부전이 나타나면 심장 기능이 저하한다. 심부전으로 인한 신장 기능의 악화에는 심박출량 저하나 정맥압 상승이 관련되어 있는 것을 알 수 있다.

◈ 참고문헌

1. Hommel E, et al. Pathophysiological aspects of edema formation in diabetic nephropathy. Kidney Int. 1990 ; 38 : 1187-92.
2. Schrier RW. Body fluid volume regulation in health and disease : a unifying hypothesis. Ann Intern Med. 1990 ; 113 : 155-9.

30 탈수(dehydration)

손톱을 진찰하자.

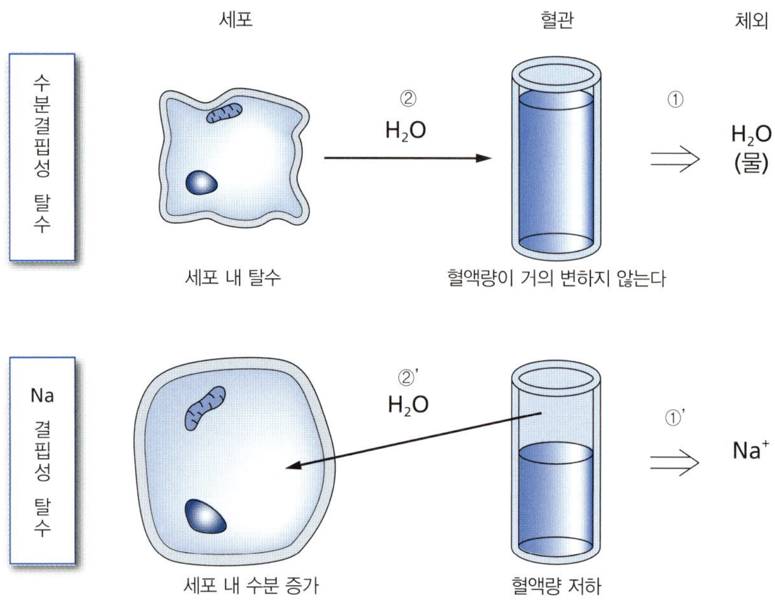

탈수 진단

증상	감수성(sensitivity)	특이성(specificity)
선 자세로 인한 맥박 증가(>30박/분)	43	75
선 자세로 인한 혈압 저하(>20mmHg)	29	81
겨드랑이 건조	50	82
구강점막 전조	85	58
혀 건조	59	73
안와의 파임	62	82
의식 저하	57	73
손톱 모세혈액 재충만검사(capillary nail refill test) (소아와 남성>2초, 여성>3초, 고령자>4초) (심장 높이에서 5초 동안 중지 손톱을 누르고 빨갛게 되돌아올 때까지의 시간)	34	96

참고문헌 1을 참고해서 작성.

탈수란 생명유지에 필요한 **체액량**(혈액, 세포외액, 세포내액) 특히 **순환혈장량**이 부족한 상태를 가리킨다. 탈수 진단에는 표에 나타낸 것과 같이 겨드랑이를 만져 습기가 있는가 없는가를 판단하면 좋다. 이 감수성은 50%이며 특이성은 82%로 높은 비율이다. 이외에도 탈수 진단에는 손톱 모세혈액 재충만검사, 선 자세에서 맥박 상승, 기립성 저혈압, 구강 내 건조가 있다.

탈수는 체내에서 손실량이 섭취량을 넘으면서 나타난다. 이러한 다량의 체액 상실은 **소화관, 피부, 폐, 신장, third space**에서 일어난다.

탈수는 크게 분류하여 2종류가 있는데(그림 참조), **수분 결핍성 탈수(고장성)**와 **Na 결핍성 탈수(저장성, 등장성)**이다. **임상 증상과 치료법이 다르므로** 기억할 필요가 있다. 수분결핍성 탈수는 혈청 Na^+ 농도가 상승하며 **Na^+보다도 수분이 주로 소실하는 병태도 있다**(물론 어느 정도 Na^+도 상실한다). Na결핍성 탈수는 저나트륨혈증 또는 정상 Na^+ 농도를 나타내며 **Na^+과 동시에 수분이 소실되는(식염액이 상실)** 병태가 있다. 수분결핍성 탈수에서는 갈증이 강하지만 순환기 증상은 거의 없다. 이것에 비해 Na 결핍성 탈수는 기립성 고혈압, 순환부전, 구토, 경련 등의 순환기 계통 이상이 증상으로 나타나기 쉽고 일반적으로 **Na 결핍성 탈수의 증상이 강하다.**

• 소화관에서의 체액 상실

하루에 **소화관(위, 비장, 담관, 소장, 대장)**에서 분비되는 체액의 양은 거의 3~6L나 된다(이것은 전체 혈액량과 비슷하다). 단, 대부분은 장에서 재흡수되어 변으로 배출되는 수분량은 100mL 정도이다. 하지만, **설사**(분비항진)나 **장루**(배액관, 재흡수 억제)가 있으면 체액을 상실한다. **소화관에서의 출혈**도 체액 손실의 원인이 된다.

• 구토, 설사와 산염기평형

위액은 산성이며 H^+과 Cl^-을 포함하고 있어 **구토**나 **위액 흡인**으로 위액을 상실하면 **대사성 알칼리증**을 일으킨다(**28장**). 반대로 **장액**, **비액**, **담즙은 알칼리성**(HCO_3^-을 포함하고 있다)이며 **설사**, **완하제 남용**, **장내 배액관은 대사성 산증**을 일으킨다. 또한 장액에는 K^+도 많이 함유되어 있어 저칼륨혈증이 된다(부록).

• Third space

Third space는 세포외액과는 교차하지 않는 체내의 일부이며, 몸 속에 존재하지만, 체액 역할을 하지 못한다. 예를 들어, **장폐색**이나 **복막염**으로 인해 장내 혹은 복강 내에서 저류, 골절로 인한 **조직의 출혈**, 중증 **췌염**, **압궤증후군(crush syndrome)**, **동맥류 파열**, **정맥폐색** 등으로 나타난다. 이러한 체액 상실은 점점 세포외액으로 돌아가지만, 상실이 심한 경우에는 **탈수**나 **순환부전**을 일으킨다. 간경변으로 인한 복수 저류와 다른 점은, 간경변에서는 점점 복수가 고이면서 순환혈장량에서의 영향이 적어지게 된다. 예를 들어, 대퇴골의 골절에서는 약 1,500~2,000mL의 출혈을 third space에서 상실하게 된다.

• 신장에서의 상실

이뇨제의 과잉 사용, 다량의 용질 배설(만니톨, 당뇨병), 염류소실성신염[salt-losing nephritis(간질성 신장염, 수질낭포성 질환)] 보존기 만성신부전 등으로 인해 신장에서 체액 상실이 나타나 탈수가 된다.

• 피부와 폐

불감증설에 의해서 1일 약 800mL의 수분이 손실된다. 이 수분 손실은 **체온조절**에 중요하지만, 열대지방에서는 큰 문제가 된다. **발한**(이것은 불감증설이 아닌 유감증설)으로 인해서 수분 손실이 일어나지만 땀에는 약 50mEq/L의 Na^+이 포함되어 있으므로 불감증설과는 달리 Na^+도 상실한다.

• Marriott 분류

탈수증을 **순수 수분결핍성**과 **순수 식염결핍성** 및 **혼합형**으로 분류했다. 임상 증상을 이해하는 데 이 분류법은 유용하다. 단, 임상에서는 Na^+보다도 수분이 많이 상실하는 **수분결핍성(고장성)**과 Na^+과 수분이 같든가 Na^+이 많이 상실되는 **Na 결핍성(등장성 및 저장성)**인 2종류로 분류하는 편이 치료방침 결정에 도움이 된다(그림).

• 수분결핍성 탈수(고장성 탈수)

그림에 나타냈듯이 수분이 세포외액에서 소실되면 세포외액 삼투압 상승이 일어나고 세포내액에서 세포외액으로 수분이 이동해 세포외액의 변화가 적어진다. 이로 인해 수분 손실량 비율에 **증상은 적다**.

• Na 결핍성 탈수(저장성 탈수 또는 등장성 탈수)

Na^+이 수분보다 많이 소실되는(또는 같은 양이 소실된다) 경우가 있으며 저장 또는 등장이 된다. 세포외액에서 Na^+이 소실되기 때문에 세포외액의 삼투압이 저하하고 세포내액의 삼투압이 높아진다. 수분이 세포외액에서 세포내액으로 이동하고 심지어 세포외액량이 감소한다. 따라서 **순환혈장량 감소가 뚜렷하고 증상이 분명해진다**.

• 탈수의 정도와 증상

수분결핍성 탈수에서는 체중의 2% 결핍으로 **갈증**과 **소변량 감소**가 나타난다. 6%가 되면 눈이 움푹 파이게 된다. 심지어 7~14%가 되면 정신 증상이 나타나기도 한다. Na 결핍성 탈수에서는 5% 이하의 결핍에서 **권태**, **두통**, **식욕부진**, **현기증** 등의 증상이 있고, 5~6%의 결핍에서는 **메슥거림·구토**, **BUN상승**, **수축기혈압 저하(90 정도)**가 된다. 게다가 8~10%가 결핍이 되면 **혼수**, **쇼크(90 이하의 혈압)** 등이 나타나 사망한다.

• 손수건 사인

손등을 꼬집었을 때 행커치프와 비슷한 텐트 모양의 형태가 되면 탈수를 나타낸다. 탈수일 때의 피부는 건조하고 습기가 없다(**turgor 저하**).

• 경정맥 박동

순환혈장량을 추정하는데 간편하고 유용한 검사법이다. 경정맥 맥박(jugular pulse)은 우심방의 수축이 경정맥으로 전파되어 일어나는 현상이며 누운 자세에서 확인할 수 있고 **약 30°**의 앉은 자세에서 소실된다. 따라서 앉은 자세에서 확인될 때는 체액량 증가, 누운 자세에서 소실 시 탈수를 의심한다.

• BUN/Cr 비율

이 수치는 임상에서 매우 유용하다. 일반적으로 이 비율은 10:1이지만, 비율이 증가하는 것은 요소 생산이 증가할 때나**[대사항진: 발열이나 전신홍반루푸스(systemic lupus erythematosus, SLE), 소화관 출혈]** 요세관에서의 요소 재흡수가 증가했을 때이다(**탈수**, **요로폐색**).

• 소변 중 Na^+ 농도

탈수에서는 세포외액량을 확보하기 위해 요세관에서 **Na^+ 재흡수 항진**이 일어나 **소변 중 Na^+은 저하**한다. 소변 중 Na^+ 농도는 **20mEq/L 이하**가 된다. 단, 신장에서 체액 상실의 원인이 있을 때는 이것뿐만은 아니다(Na 상실성 신장염, 이뇨제 과잉, 삼투압 이뇨, 저알도스테론증).

◈ 참고문헌

1. McGee S, et al. The rational clinical examination. Is this patient hypovolemic ? JAMA. 1999 ; 281 : 1022-9.
2. Mange K, et al. Language guiding therapy : the case of dehydration versus volume depletion. Ann Intern Med. 1997 ; 127 : 848-53.

31 식염과 고혈압

염분제한

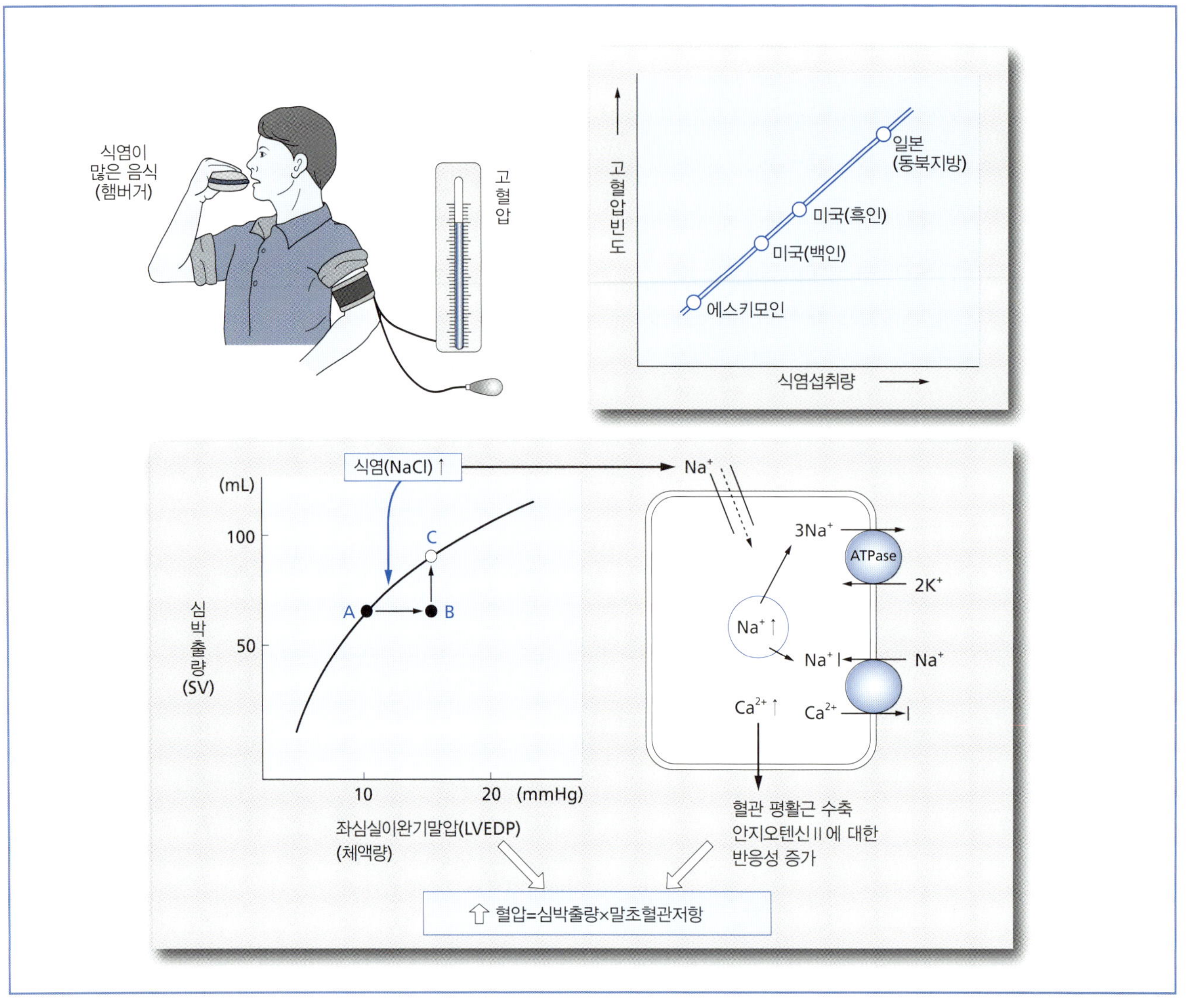

식염은 **체액량**을 유지하기 위한 필수 물질이지만(23장) 현대사회와 같이 다량의 식염을 섭취하는 문화에서는 **고혈압**의 원인 또는 악화인자가 된다. 식염섭취량이 적은 민족은 고혈압 발생이 적고, 식염섭취량 증가에 비례해 고혈압 발생 빈도가 상승한다(그림). 단, 개개인을 살펴보면 식염을 많이 섭취하는 사람이 고혈압이 된다는 관계에 대해서는 아직 확실하지 않다. 이것은 식염에 대해 감수성이 높은 사람(즉, 식염을 섭취하면 고혈압이 되는 사람)과 비감수성인 사람(식염을 아무리 섭취해도 신장으로 배설하여 고혈압이 되지 않은 사람)이 존재하기 때문이다. **Dahl**은 이미 식염감수성 쥐와 식염비감수성 쥐에 대하여 보고한 바가 있다. 이것은 사람에게도 해당하는데, 미국에서는 **흑인**이 고혈압 빈도가 높고 **백인**은 적다. 생활환경이 다르다는 것 또한 무시할 수 없지만, 식염을 대량 투여하면 백인은 대부분 다음날까지 소변으로 배설하는 것에 비해 흑인은 절반 정도밖에 배설하지 못하였다(32장 그림). 이러한 흑인의 식염 저류 경향이 고혈압 발생에 영향을 준다고 생각된다.

식염이 체내로 들어가 배설되지 않으면 **세포외액** 증가가 일어난다. 세포외액의 증가 즉, **순환혈장량**의 증가는 **정맥수액량**의 증가로 연결되어 **심박출량**이 증가한다(frank-starling 관계). **혈압**은 **심박출량**과 **말초혈관저항**으로 결정되므로 이 심박출량의 증가는 혈압 상승으로 연결된다. 게다가 Na^+은 혈관의 안지오텐신 II에 대해 수축작용을 증강하여 말초혈관저항을 증가시킨다.

• 식염섭취량의 추정

1일 식염섭취량을 추측하기 위해서는 소변 중 Na^+ 배설량을 조사하는 방법이 있다. 식염은 NaCl이며 그 분자량은 23+35.5=58.5이다. 따라서 만약 하루에 소변 중 Na^+이 XmEq 배설된다면 식염섭취량 NaCl XmM이라고 추측할 수 있다. 이것을 g로 환산(Y라고 하자)하면 Y:X=58.5/1,000:1이 되며 Y=X×58.5/1,000, Y=X/17이 된다. 즉, 소변으로 배설되는 1일 Na^+의 양을 mEq로 표시하고 그것을 17로 나누면 1일 식염섭취량(g)을 대략 계산할 수 있다. 구체적으로는 환자에게 1일 소변을 모두 모으게 하여(어느 시간을 정해서 배뇨하고 그 소변은 버리고 이후에 배뇨한 소변 모두 모은다. 다음날 같은 시간에 배뇨하여 모은 소변과 더한다. 이 방법으로 정확히 1일 소변량을 측정할 수 있다) 이 양과 Na^+ 농도를 측정한다. 농도와 소변량으로 1일 Na^+ 배설량(mEq)을 계산하고 17로 나누면 식염(g) 배설량 즉, 섭취량을 측정할 수 있다.

• 일본인의 식염섭취량

1일 평균 13g의 식염을 섭취하고 있다. 일본후생성에서는 1일 10g 이하를 유지하도록 권장하고 있지만 달성되지 않았다. 미국식품의약국(Food and Drug Administration, FDA)에서는 1일 7g 이하로 제한하도록 권장하고 있다(현재 미국인의 평균식염섭취량은 약 10g이다). 햄버거 1개에는 약 7~10g의 식염이 포함되어 있어, 패스트푸드를 먹으면 식염섭취 과잉이 된다. 가끔은 괜찮지만 자주 먹지 않는 것이 좋다.

• 민족에 따른 식염 고혈압

에스키모인의 식염섭취량은 그림 **오른쪽 위**에 나타냈듯이 극단적으로 적다. 이로 인해 고혈압은 0에 가깝다. 이와 같이 열대지방의 인디언도 Na^+ 섭취량이 적어 고혈압이 적다. 아프리카의 흑인 또한 도시생활로 식염섭취량이 증가하면 고혈압 빈도가 증가한다.

• Dahl의 식염감수성 쥐

Dahl이 고안한 것으로, 식염감수성 쥐에게 식염을 대량으로 투여하면 고혈압이 된다. 이것에 비해 식염비감수성 쥐는 식염을 대량으로 투여해도 소변으로 배설되어 고혈압이 되지 않는다. 신장에서의 식염배설 역치가 고혈압의 원인 중 하나라고 생각되는 예이다.

• 흑인의 고혈압

흑인은 식염배설 역치가 높아 식염 부하로 식염이 축적되기 쉽다. 이것은 흑인의 선조가 아프리카에 살았던 영향을 받은 것이다. 백인이 흑인을 노예로 아프리카에서 미국으로 데려왔지만, 아프리카의 열대지방 환경에서는 식염섭취량이 적은(식물 섭취) 데다가 고온으로 식염 상실이 일어나기 쉬운 환경에 적응한 흑인의 신장은 염분 저류에 유리하게 기능한다. 즉, 소량의 식염을 저류하여 유지하도록 기능하는 것이다. 그런데 미국 현대사회에서는 식염섭취량이 많고 그 섭취량에 맞춘 배설이 이루어지지 않아 고혈압이 생긴다. 'mid-atlantic passage'라는 노예선에서 운반될 때 Na을 저장하기 쉬운 흑인의 생존율이 높았기 때문이라는 설도 있다.

• Frank-Starling 관계

그림 **왼쪽 아래**에 나타냈듯이 심박출량(stroke volume, SV)은 좌심실이완기말압(left ventricular end-diastolic pressure, LVEDP)과 서로 관련되어 있다. 즉, 체액량이 증가하고 심장이 확장할 때 용량이 늘어나면 심박출량이 증가한다는 관계를 확인할 수 있다. 이것은 심근을 당기는 힘이 강하고 수축하는 힘도 강하기 때문이며 이것을 Frank-Starling 관계라고 한다. 식염섭취량이 증가하면 LVEDP가 상승하고(A→B), Frank-Starling 관계에서 심박출량이 증가한다(B→C). 이 심박출량의 증가는 신혈류량을 증가시켜 소변량이 늘어 체액량이 원래대로 돌아온다(C→A).

• 식염감수성의 이차성 고혈압

이차성 고혈압 중에서도 식염섭취량이 많으면 고혈압이 되기 쉬우며 혹은 악화되는 고혈압이 있다. 신부전, 원발성 알도스테론증, 부신효소결손증(17α-hydroxylase, 11β-hydroxylase), Liddle 증후군, Gordon 증후군 등이 있다. 그리고 본태성 고혈압의 30~40%는 식염감수성 고혈압이다.

• 혈압-이뇨곡선과 식염

32장에 나타낸 것처럼 정상인은 Na^+ 섭취량을 증가시켜도 거의 혈압의 변화를 주지 않고 Na^+을 배설한다(실제로는 Na^+ 부가 시 일시적인 신동맥압이 상승한다고 생각된다). 이것에 비해 식염감수성 고혈압 환자에게는 이 곡선이 오른쪽으로 옮겨진 것뿐만 아니라 옆으로 심하게 누워있다. 즉, Na^+ 부가에 대해 보다 높은 혈압을 필요로 하기 때문이다. 식염비감수성 고혈압 환자에게는 혈압-이뇨곡선은 오른쪽으로 이동한 것뿐, 기울기도 정상인과 차이가 나지 않는다. 이 기울기가 옆으로 눕는 것은(식염감수성 인자), 고령자>청년, 여성>남성, 흑인>백인, 가족력 있음>없음, 신장질환 병력 있음>없음 등이 영향을 끼친다.

◈ 참고문헌

Adrogué HJ, Madias NE. Sodium and potassium in the pathogenesis of hypertension. N Engl J Med. 2007 ; 356 : 1966-78.

32 신장과 고혈압

신장이 고혈압의 주요 원인

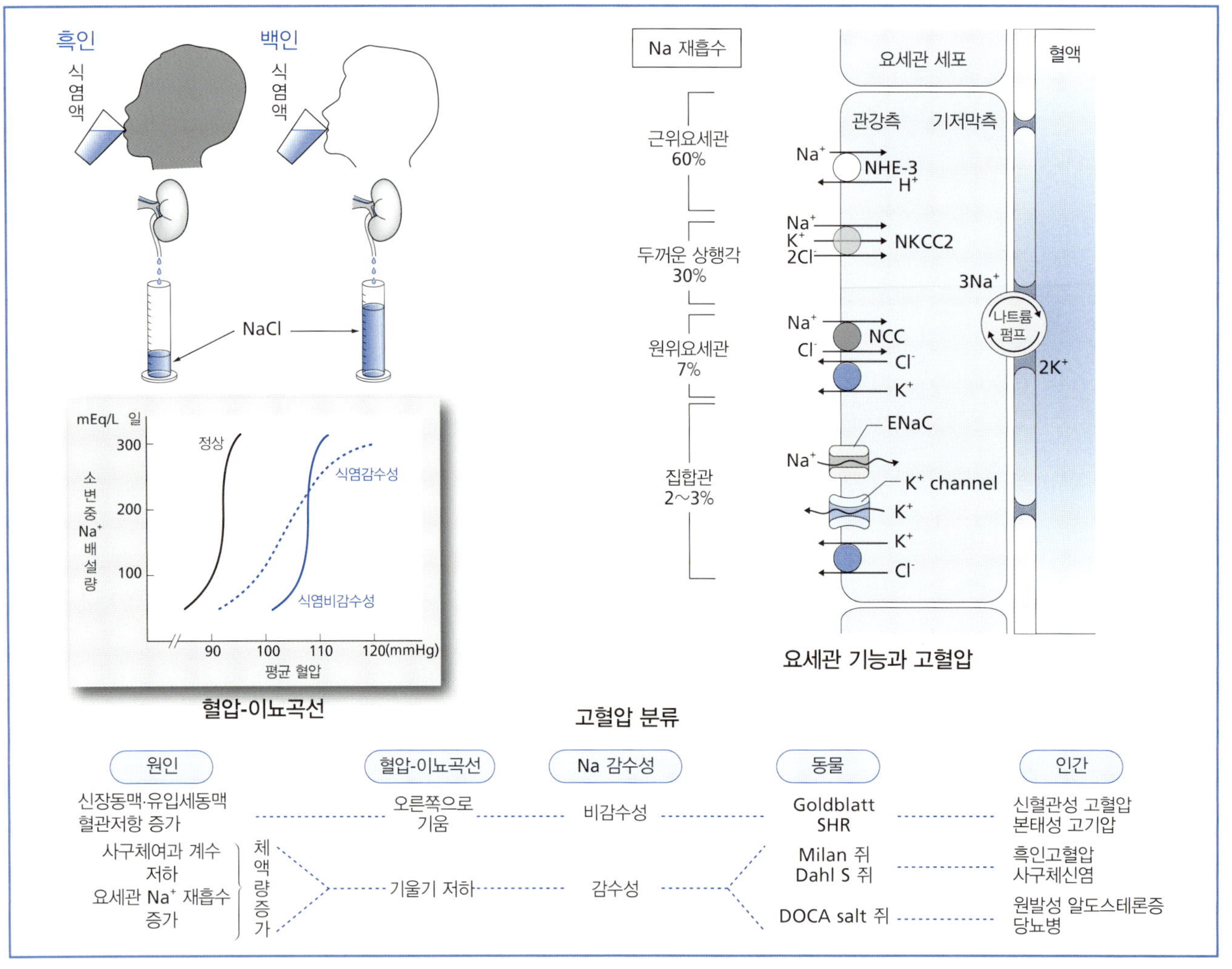

혈압은 심장에서 나오는 **혈액량(심박출량)**과 **혈관의 단단함(말초혈관저항)**으로 정해진다. 체액량이 증가하고 순환혈액량이 늘어나면 정맥환류량이 늘어나 심박출량은 증가한다. 따라서 **체액량 증가는 직접적으로 혈압에 영향**을 끼친다. 예를 들어 무뇨인 혈액투석 환자의 체중이 하루에 5kg 늘어나면(놀랍게도 이것은 순환혈장량 이상의 수분이다) 혈압은 당연히 상승한다. 또한, 체액량 이외에도 **혈관저항이 증가하면 혈압이 상승**한다. 예를 들어 혈관수축호르몬인 **안지오텐신 II**를 정맥주사하면 혈압은 상승한다. 따라서 역사적으로 고혈압 분류는 **체액량인자**와 **혈관수축인자**인 2개의 인자로 고혈압을 분류했다(**laragh 분류**, 1979). 하지만, 최근에는 다양한 혈관수축인자나 혈관확장인자가 발견되면서 그다지 단순하게 고혈압을 분류하지 못하게 되었다.

혈압과 신장은 깊은 관련성이 있는데, 극단적으로 말하자면 **신장 작용의 이상이 고혈압의 원인**이 된다고 할 수 있다. 예를 들어 고혈압을 일으키는 **Liddle 증후군(40장)** 환자에게서 신장을 적출해 다른 사람의 신장을 이식하면 고혈압이 정상화된다. Liddle 증후군에 한정되지 않고 본태성 고혈압으로 인한 신부전 환자에게 정상 혈압 기증자에게 **신장을 이식 받으면 혈압이 정상**이 된다. 고혈압 동물 모델에게도 **신장을 교차이식**하면 혈압은 신장에 따라 결정된다. 이러한 예에서 신장이 고혈압의 원인과 관련이 있다는 것을 이해할 수 있다.

신장은 신동맥 압력이 상승하면 Na^+ 배설량을 증가시키는 기능을 갖는다(혈압-이뇨곡선). 고혈압 환자는 혈압이 높지 않으면 소변 중에 Na^+ 배설이 되지 않고 Na^+이 저류하기 쉽다. 생명발생 진화에서 생각하면 혈압은 체액이라는 내부 환경의 항상성 유지를 위한 도구이기 때문에 체액량 조절이 혈압에서 가장 중요한 목표로 작용하는 것이 이론적인 생각이다.

• 혈압-이뇨곡선

Guyton은 혈압이 상승함에 따라 소변 중 Na^+ 배설량이 증가하는 것을 인지하고(**그림**) 체액량을 결정하는 Na^+ 양의 조절은 신장에서 이루어지고 있다는 가설을 세웠다. 즉, Na^+ 섭취량이 증가하면 혈압이 상승하고 신장에서 Na^+ 배설량이 증가하며 체액량이 정상화되어 정상 혈압이 된다. 반대로 Na^+ 섭취량이 감소하면 혈압이 저하되고 신장에서의 Na^+ 배설량이 감소해 체액량이 정상화하여 정상 혈압이 된다.

• 본태성 고혈압

원인불명의 고혈압으로 고혈압 환자의 약 95%가 본태성이다. 이 본태성 고혈압은 신장의 조절기구가 변화해 생길 가능성이 있다. 본태성 고혈압 외에 원인이 확실한 이차성 고혈압이 있다.

• 본태성 고혈압과 신장

혈압-이뇨곡선이 오른쪽 치우침(resetting)과 정상 체액량을 유지하기 위해서는 혈압을 높게 유지할 필요가 있다(그림). 곡선의 오른쪽 치우침은 심장에서 사구체까지의 어딘가에서 혈관저항이 상승하고 사구체에서의 최종 혈압을 유지하기 위해 혈압이 상승하는 경우이다[**신혈관성 고혈압, goldblatt형 고혈압 쥐, 자연발생 고혈압 쥐(SHR)**]. 또한 혈압-이뇨곡선의 **기울기가 감소**하면 Na^+을 배설하기 위해 높은 혈압이 필요하며 그것을 위해 고혈압이 되지만, 이것은 **사구체여과계수의 저하**나 **요세관에서의 Na^+ 재흡수량 증가**가 원인이 된다. 사구체여과계수의 저하는 **흑인의 고혈압**이나 **Milan 쥐, Dahl 쥐**에서 확인 가능하다. 한편 요세관 Na^+ 재흡수 상승은 **원발성 알도스테론증이나 DOCA[deoxycorticosterone acetate(데옥시코르티코스테론 아세테이트)] 식염고혈압 쥐**가 그 예이다.

• 요세관사구체 피드백(tubuleglomerular feedback, TGF)과 고혈압

혈압-이뇨곡선의 이상이 본태성 고혈압의 원인이 된다는 설보다도 먼저 **TGF** 이상이 **본태성 고혈압의 원인**이라는 가설도 있다. 이것은 **치밀반(macula densa)**에서의 Cl^- 농도 감소가 나타나도 TGF이 반응하지 않고 사구체여과율(glomerular filtration rate, GFR)은 그대로 감소한 채로 NaCl 배설이 일어나지 않으며 Na^+ 저류로 기울어져 고혈압이 된다는 설이다.

• 이차성 고혈압

알도스테론증에서는, 신장에서의 Na^+ 재흡수가 알도스테론으로 인해 항진하고(**19, 26장**) 체액량이 증가하여 고혈압이 된다. 이와 같이 부신피질에서의 글루코코르티코이드 과잉 분비로 일어나는 **쿠싱증후군(Cushing's syndrome)**에서도 Na^+ 저류로 인해 고혈압을 초래하고 신부전 환자나 만성신염 환자에게서도 신장기능장애로 인해 Na^+ 저류가 일어나 고혈압 빈도가 높다. 이러한 이차성 고혈압은 체액량 증가가 원인이라고 알려졌지만, 이 이외에 **신혈관성 고혈압**이나 **갈색세포종**으로 인한 혈관수축 물질의 과잉 분비로 인해 생기는 이차성 고혈압도 있다. 신혈관성 고혈압은 동맥경화나 섬유근육형성이상(fibromuscular dysplasia, FMD)으로 인해 신동맥협착이 일어나 신혈류량이 감소한다. 이로 인해 레닌-안지오텐신이 활성화되어 안지오텐신 혈관수축 작용으로 고혈압이 된다. 또한 갈색세포종은 혈관수축 물질인 카테콜라민을 분비하는 종양이다.

• 10%병

갈색세포종(pheochromocytoma)은 일반적으로 10%병이라고 알려져 있다. 이것은 **악성화, 양쪽 발생, 부신 외 발생**이 각각 10%인 것에서 유래됐다.

• Laragh 분류

고혈압을 체액인자와 혈관인자인 2개의 인자로 설명하는 설이다. 체액인자로 인한 고혈압 전형은 원발성 알도스테론증이며 혈관인자의 고혈압 전형은 신혈관성 고혈압이다.

• 혈관수축인자

혈관을 수축하는 물질로 교감신경 말초에서 분비되는 **카테콜라민(catecholamine)**인 **에피네프린(epinephrine)**이나 **노르에피네프린(norepinephrine), 안지오텐신 II, 바소프레신, 엔도셀린(endothelin), 트롬복산(thromboxane), 세로토닌(serotonin)** 등이 있다. 최근, **인슐린** 저항성이 고혈압 발생에 관여하고 있다는 보고도 있으며 인슐린은 Na^+ 저류를 일으킨다(요세관에서의 Na^+ 재흡수 자극).

• 레닌-안지오텐신-알도스테론

신장에서는 사구체옆장치(juxtaglomerular apparatus)의 세포로 인해 레닌이 분비된다. 레닌은 단백질분해효소(protease)이며 펩티드호르몬 전구물질인 안지오텐시노겐에 작용해 안지오텐신 I에 변화를 준다. 안지오텐신 I은 변환 효소로 안지오텐신 II가 되며 이것이 혈관을 수축시켜 혈압을 상승시킨다.

• 심방성 나트륨이뇨펩티드(ANP)

전구체는 126개의 아미노산으로 이루어져 C말단의 28개가 생리활성을 갖는다. 심방성 나트륨이뇨펩티드(atrial natriuretic peptide, ANP), 뇌내 나트륨이뇨펩티드(brain natriuretic peptide, BNP), C-타입 나트륨이뇨펩티드(C-type natriuretic peptide, CNP)의 3종류가 있다. 이름은 ABC이지만 그 의미에 주의하자!

• 승압-강압인자로서의 전해질

Na^+ 과잉은 물론 체액량 증가 및 혈관반응성 상승을 일으켜 혈압 상승을 초래한다. **K^+**는 Na-K-ATPase를 자극하고 세포 내 Na^+ 농도를 감소시켜 평활근 이완에 작용하며 혈압은 떨어진다. 세포 내 Na^+ 증가는 세포막에 Na-Ca 교환수송을 저하시키기 위해서 세포 내 Ca^{2+} 농도가 상승하고 평활근이 수축한다.

◈ 참고문헌

Kotchen TA, et al. Salt in health and disease—a delicate balance. N Engl J Med. 2013 Mar ; 368 : 1229-37.

33 고칼륨혈증(hyperkalemia)

심전도 검사

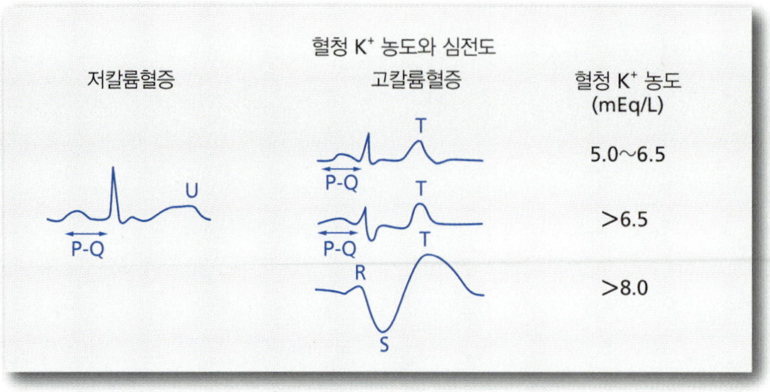

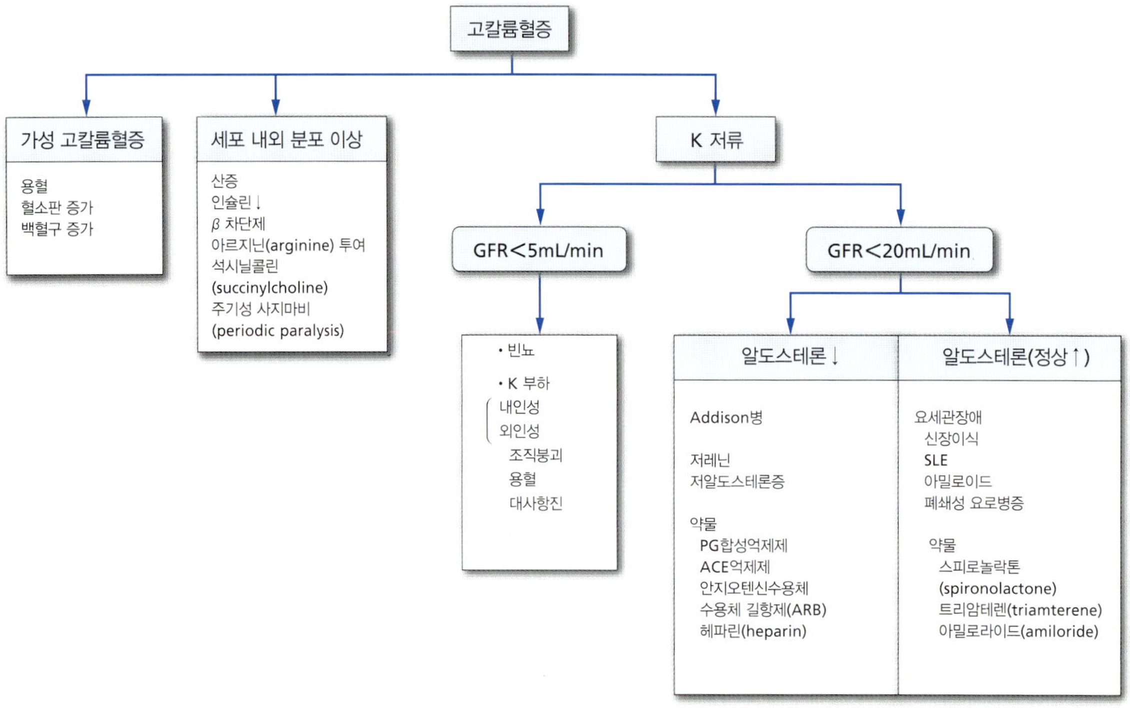

전해질 이상이 일어나면 **심장**에도 영향을 미친다. **심장 수축**은 세포의 **전기적 흥분**에 의해 전달되기 때문에 세포의 전기적 흥분에 관계된 **K^+**, **Ca^{2+}** 등의 이상으로 심장 기능에 영향을 준다. **심전도**는 이 전기적 변화를 기록하는 검사법이다. 따라서 이러한 이온 이상으로 심전도의 변화를 관찰할 수 있다. 또한 이러한 심전도 이상에서 **전해질 이상을 조기에 진단**하는 것도 가능하다. 특히 **고칼륨혈증**에서는 치명적인 심실성부정맥을 일으키는 경우가 있으며, 심전도에서 **텐트 모양의 T파** 등이 발견된 경우, 즉시 치료가 필요하다.

심근세포는 **K^+ 세포 내외의 농도 차이**로 인해 세포 내가 마이너스(**-85mV 정지전위**)로 하전되어 있다(Na^+ 농도 차이는 막의 투과성이 낮기 때문에 영향이 적다). 이 마이너스 전위가 자극 받아 플러스 방향으로 변화해 역치(-60mV)까지 가면 **활동전위**가 발생한다(그림). 이 활동전위에 따라 심근세포의 흥분이 전해져 **심근수축**이 일어나고 **K^+ 농도 차이는 정지전위**에 영향을 끼쳐 **Ca^{2+} 농도는 역치전위**에 영향을 준다. 즉, 세포외액의 K^+ 농도가 증가하면 정지전위가 감소하고 역치전위에 가까운 흥분이 되기 쉬워진다. 막 안정화작용이 있는 세포외액 Ca^{2+} 농도의 상승은 역치전위를 상승시켜 정지전위와의 차이를 확대하고 흥분을 억누른다.

• 고칼륨혈증 감별

그림에 나타낸 것처럼 고칼륨혈증이 의심된다면 확인과 감별을 신속하게 실시하여 치료를 실시할 필요가 있다. 우선, 용혈이나 세포에서 방출된 K에 대한 고칼륨혈증은 헤파린 채혈 등으로 감별 가능하다. K이 세포 내에서 세포 외로 이동한 고칼륨혈증은 산증이나 β 차단제로 확인할 수 있다. K 저류로 인한 고칼륨혈증은 신장 기능이 저하되었거나, K 배설장애가 없는 정도의 기능이 있는가에 따라 분류할 수 있다. 신장 기능이 저하하면 K 배설이 저하하면서 K 부하에 비해 배설하지 못하고 고칼륨혈증이 된다. 신장에서 K 배설장애가 없는 경우(GFR이 20mL/min 이상) 알도스테론 저하로 인한 원위 네프론에서의 K 분비 저하를 의심하고 알도스테론이 정상 또는 상승하는 경우에는 요세관 이상이나 칼륨보전이뇨제의 영향이 의심된다.

• 심근의 수축(그림 참조)

자극에 의한 세포 내 전위 상승(-60mV 정도)은 **나트륨통로(Na^+ channel)**를 활성화하고 Na^+이 세포 내로 흘러 들어가 **탈분극**을 일으킨다. 이 탈분극은 **T관**에 있는 **전위의존성 칼슘통로(L형)**을 활성화하고 **Ca^{2+}이 세포 내로 유입**된다. 이 Ca^{2+} 유입이 **근소포체**의 **칼슘유리통로**를 자극하고 다량의 Ca^{2+}이 근소포체에서 방출된다. 이 근소포체에서 방출된 **Ca^{2+}이 심근수축**을 초래하는 것이다. Ca^{2+}은 **트로포닌 C**에 결합하고 미오신 두부의 ATPase를 활성화해 심근수축을 일으킨다. 유입된 Ca^{2+}은 근소포체에 존재하는 **Ca 펌프**로 인해 다시 소포체로 흘러들어가 심근은 이완한다.

• 고칼륨혈증

① 텐트 모양 T라고 불리는 급진화한 **높고 좁은 T파**, ② **P파의 평저화 또는 소실**, ③ **정현곡선(sine curve)**, ④ **심실성 기외수축** 등이 특징인데 **혈청 K^+ 농도가 6mEq/L**을 초과하면 T파의 증가한 높이와 텐트 모양 T가 확인된다. **7~8mEq/L**가 되면 PQ 연장, QRS 확대, T파 등, 증가한 높이가 나타난다. **9mEq/L**를 초과하면 정현곡선이라고 불리는 심전도가 되고 심실세동에서 심정지로 빠질 위험성이 커진다.

• KCl(염화칼륨)과 칼륨보전이뇨제 투여

심부전 치료에는 이뇨제(lasix®)와 강심제(디기탈리스)가 병용되는 경우가 많지만 강심제인 디기탈리스(digitalis)는 저칼륨혈증(lasix®로 인한 K^+ 배설 증가)에서 부정맥을 일으키므로 예방을 위해 KCl 투여 또는 칼륨보전이뇨제[스피로놀락톤(spironolactone) 등 (39장)]의 투여가 실시된다. 하지만 이 KCl과 칼륨보전이뇨제의 병용은 높은 빈도로 고칼륨혈증을 일으키므로 K 제제와 칼륨보전이뇨제를 병용을 해서는 안 된다.

• 고칼륨혈증 치료

고칼륨혈증은 앞서 말한 바와 같이 **치명적 부정맥**을 일으키므로 위험하다. 혈청 K^+ 수치가 6mEq/L를 초과하면 위험을 예측하면서 치료한다. 만성신부전으로 서서히 상승한 경우에는 해당하지 않는다(투석환자에게 6~7mEq/L은 평상시와 같다). 치료법은 ① **글루콘산칼슘**을 천천히 정맥주사한다. 여기서 막의 안정성을 얻을 수 있다. ② **포도당과 인슐린을 주입하거나 이온 교환 수지(kalimate, kayexalate)를 투여하여도** 치료되지 않으면 ③ **혈액투석**을 실시한다. 시간을 다투는 치료이며 심실부정맥이 나타난 다음은 늦기 때문이다. 제일 처음에 **글루콘산칼슘(calcium gluconate)**을 투여하는 이유는 Ca^{2+} 역치전위 상승을 통한 막 안정화작용 때문이다. 단, 이 효과의 지속시간은 짧기 때문에 다른 방법으로 혈청 K^+ 수치를 저하시킬 필요가 있다.

• 저칼륨혈증의 심전도

심실의 재분극 지연이 나타난다. 즉, K^+ 농도가 3.5mEq/L 이하로 감소하면 **T파의 평저화(flat T)**나 **U파**의 출현을 확인할 수 있다. 심지어 3.0mEq/L 이하가 되면 ST 저하나 역전, U파의 증대가 나타난다. 특히 강심제인 **디기탈리스(digitalis)** 투여 중에 저칼륨혈증은 디기탈리스의 독성 발현을 유발한다. 부정맥에서는 심방성 또는 심실성의 기외수축을 일으킨다. 보통, 디기탈리스 투여 환자에게는 동시에 KCl 등을 보급한다(신부전 환자에게는 K^+ 보급을 하지 않는다).

• 심정지의 원인(5H5T)

American Heart Association이 심정지의 원인으로 5H5T를 발표했다. **H**ypovolemia, **H**ypoxia, **H**ydrogen ion(acidosis), **H**yperkalemia, **H**ypothermia, **T**oxin, **T**amponade cardiac, **T**ension pneumothorax, **T**hrombosis coronary, **T**hrombosis pulmonary이다. 이것은 각각 순환혈장량 저하, 저산소, 산증, 고칼륨혈증, 저체온, 약물중독, 심장눌림증, 긴장기흉, 심근경색, 폐색전증이다. 심정지 환자를 진찰하면 꼭 5H5T를 생각하며 CPR(심폐소생술 : cardio-pulmonary resuscitation)을 실시한다.

◈ 참고문헌

1. Giebisch GH, Wang WH. Potassium transport—an update. J Nephrol. 2010 ; 23 Suppl 16 : S97-104.
2. Kamel KS, Wei C. Controversial issues in the treatment of hyperkalaemia. Nephrol Dial Transplant. 2003 ; 18 : 2215-8.

34 저칼륨혈증(hypokalemia)

마비에 주의

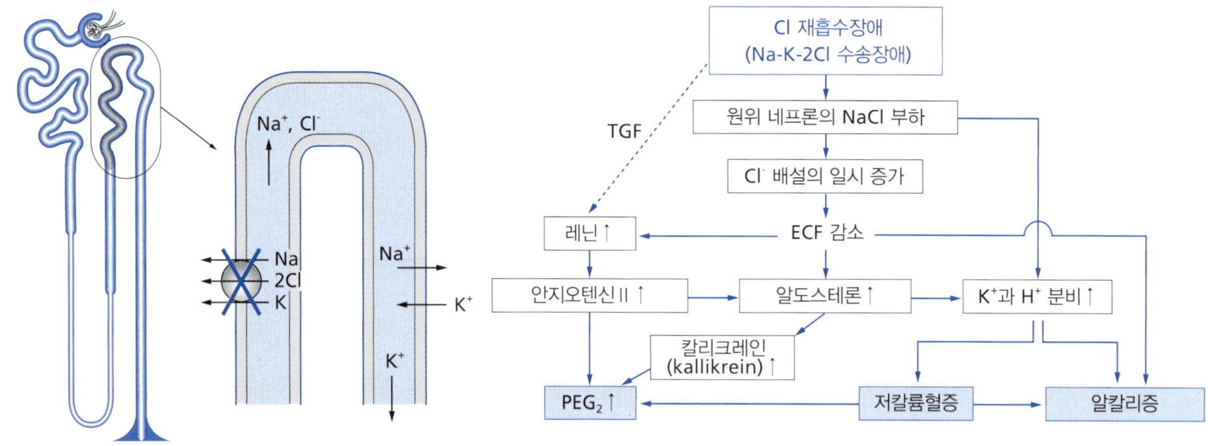

Bartter 증후군, pseudo-Bartter 증후군, 이뇨제로 인한 저칼륨혈증 형성 원인

저칼륨혈증 감별

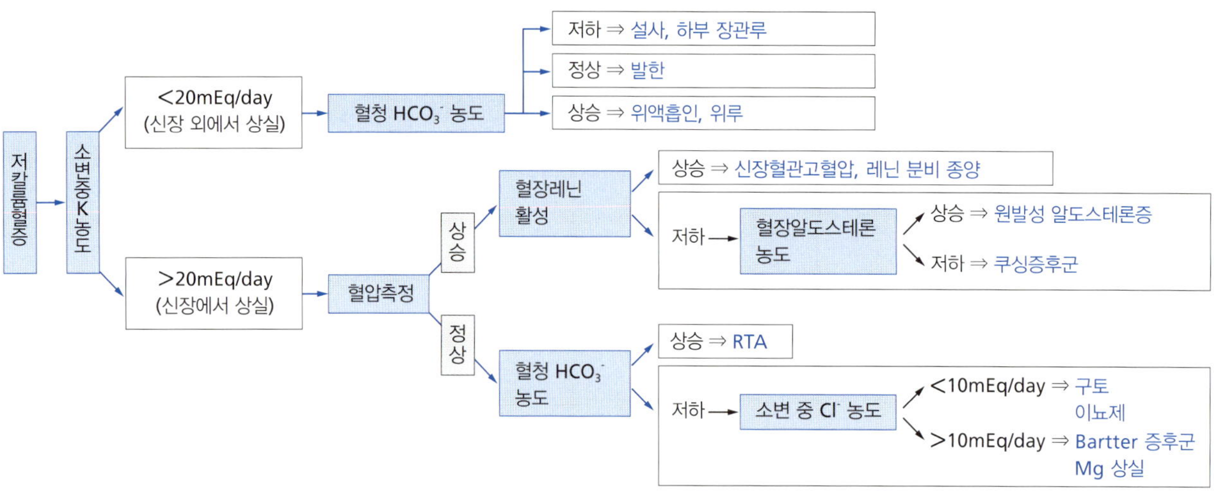

여성 중에서는(최근에는 남성도) 외모에 신경 쓰면서 **다이어트 제제**를 먹는 사람이 있는데 이러한 다이어트 제제는 문제가 된다. 약을 먹었다고 비만의 원인인 지방이 바로 줄어든다고 생각하기는 어렵다. 이러한 다이어트 제제는 대부분 **이뇨제, 변비약, 갑상선호르몬** 등을 포함하고 있어 상용하면 위험하다. 부작용 중 1가지는 **저칼륨혈증**이며, 이러한 병태를 **pseudo-Bartter 증후군**이라고 부른다. Pseudo란 '가짜'라는 의미이므로 진짜로 존재하는 것이 아니다. 진짜 **Bartter 증후군**은 Bartter가 발견했으며, 저칼륨혈증 등의 증상이 나타나는 질병이다. 이러한 질병은 **요세관**의 전해질 운송 중 **Cl 수송 이상**이 원인이라고 생각되며(Na-K-2Cl 수송, **17장**), 전해질에 흥미를 갖는 내과의(모든 의사는 외과의도 포함하여 **전해질에 흥미를 가져야 한다!**)에게는 중요한 질환이다. 하지만 드문 질병이므로 만날 가능성은 적다. 그것에 비해 pseudo-Bartter 증후군은 자주 만나는 질병이며 이뇨제로 NaCl 재흡수가 Henle 상행각에서 억제되어(**39장**), 원위요세관이나 집합요세관의 Na^+이 분비되어 저칼륨혈증이 되기 때문이다.

혈청 K^+이 감소하면 **탈력감, 변비, 부정맥, 소변농축력장애** 등이 나타난다. 특히 **디기탈리스(강심제)**를 투여하고 있는 환자는 **저칼륨혈증**으로 부정맥을 일으키기 쉬우므로 주의가 필요하다.

• 다이어트 제제

이뇨제는 사람 체중의 60%를 차지하는 체액에서 물과 Na^+을 감소시키므로 체중이 줄어든다. 하지만 이것은 건강한 사람의 **내부환경을 망치는 행위**이며 생체에 나쁜 영향을 미친다. 물론 수분 저류가 일어나는 환자에게 사용하는 것은 좋지만 살을 빼기 위한 목적으로 사용하는 것은 좋지 않다. **변비약**도 수분 손실을 일으켜 이뇨제와 같은 결과를 초래한다. 이뇨제와 변비약이 **pseudo-Bartter 증후군**의 원인으로 가장 빈도가 높으며 특히 **의료종사자에게 많이 나타난다**. 게다가 더 좋지 않은 것은 갑상선호르몬을 사용하는 것이다. 갑상선호르몬은 대사항진 즉, 에너지 소비를 증가시켜 체중을 감소시킨다(**갑상선기능항진증**-Basedow병과 같다). 세포를 혹사시키는 것과 같으며 피로나 세포 기능 이상을 초래한다. 최근에는 **식욕중추를 억제하는 약물**도 나왔다. 이 약물은 의사의 처방이 없으면 안되지만, 부작용의 가능성도 있어 중증 비만 환자에게만 투여해야 한다.

• 감초(licorice)

미국이나 유럽의 가게 등에서는 빨갛거나 노란색의 착색된 막대사탕을 팔고 있다. 이것에는 **감미료로 감초가 포함되어 있다**. 또한 감초를 사용한 **씹는 담배**도 있다. 감초에는 **글라이시리진**(glycyrrhizin)이라는 물질이 포함되어 있으며 이것은 콜티솔(cortisol)의 분해를 억제하고 콜티솔의 알도스테론 작용을 증가시킨다. 즉, 원위요세관이나 집합요세관에서 **Na^+ 재흡수를 자극해 K^+ 분비**를 증가시켜 **저칼륨혈증**을 일으킨다. 최근 과자에는 글라이시진은 빼고 감미 성분만 남기고 있다. 하지만 **간염치료제**로 글라이시리진을 사용하고 있으며(glycyron®) 전해질 균형(저칼륨혈증)에 주의할 필요가 있다.

• 증후군(syndrome)

증후군이란, 몇 개의 증후, 증상을 나타내는 질병의 총칭으로 원인이 서로 다른 경우에도 나타나는 공통적인 증상을 모아 증후군이라고 말한다. 예를 들어 **쿠싱증후군**은 콜티솔이 과잉 분비되는 질병을 모두 총칭하지만 **쿠싱병**은 뇌하수체의 종양으로 인해 부신피질자극호르몬(adreno-corticotropic hormone, ACTH) 과잉 분비가 원인인 경우에만 사용한다. 보통은 확실한 원인을 알 수 없을 때에 증후군이 사용된다.

• Bartter 증후군(Bartter's Syndrome)

저칼륨혈증, 고레닌-고알도스테론, 알칼리증, 정상 혈압, 사구체옆장치의 과다형성, 혈관 반응성 저하, 프로스타글란딘 생성 증가 등을 나타내는 병태이다. 원인으로 현재 가장 가능성이 높은 것은 Henle 상행각에서의 Cl^- 재흡수장애(Na-K-2Cl, CLC-Kb, ROMK장애가 발견되고 있다)이다. 이 가설에 의하면 다채로운 증후를 나타내는 증후군을 이해하는 것이 가능해진다(그림 참조, **40장**).

• Pseudo-Bartter 증후군의 진단

이뇨제를 복용하고 있는 것을 솔직하게 인정하는 환자는 진찰하기 쉽지만, 세상의 모든 걱정을 끌어안고, 정신적 부담으로 다이어트 제제를 복용하는 환자들은 이뇨제 복용을 부정하고 있다. 이러한 경우에는 소변 중 푸로세미드 농도를 측정하면 진단할 수 있다.

• 주기성 사지마비(periodic paralysis)

근육 탈진, 마비를 일으키는 드문 질환으로 혈청 K^+이 어떠한 원인으로 **세포 내로 이동**했기 때문이라고 생각되어 진다. 저칼륨, 고칼륨, 정상 칼륨 모두 확인할 수 있지만, **저칼륨혈증성의 주기성 사지마비는** 상염색체성 우성 유전을 나타내는 가족이 보고되고 있다. 또한, **갑상선기능항진증**을 합병한다는 보고도 있다. 모든 **발작은 운동, 탄수화물 섭취, 스트레스, 인슐린(insulin)**이나 **에피네프린(epinephrine)** 투여 후에 나타난다. 이것과 비슷한 근육마비 발작은 **바륨(barium)**이 음식물에 함유되어 있을 경우에도 나타난다. 바륨은 세포의 칼륨통로(K channel)와 경합해 세포 내에서 세포 외로 K^+ 이동을 억제해 저칼륨혈증을 일으킨다. 하지만 위의 조영에 사용되는 황산바륨은 장관에서 흡수되지 않으므로 걱정하지 않아도 된다.

• 저칼륨혈증과 부정맥

저칼륨혈증으로 인해 유발되는 부정맥은 **상실성 부정맥, 결절성 부정맥, 방실차단, 심실성 빈맥, 심실세동** 등 다양하다. 그 원인은 저칼륨혈증이 **심근의 자동성을 항진**시키고 **심실의 재분극을 지연**시키기 때문으로 생각된다. 이 재분극화의 지연은 재진입에 의해 부정맥을 일으킨다. 특히 **관상동맥 허혈, 좌심실비대, 디기탈리스 투여** 등으로 일어나기 쉽다. 저칼륨혈증에서는 혈중 디기탈리스 농도가 치료 영역 내에서도 부정맥을 일으키는 경우가 있다.

• 저칼륨혈증 진단

그림에 나타낸 것처럼 소변 중 K^+ 농도에 따라 신장에서 K^+ 손실이 나타나는가 아닌가를 감별하고 혈압측정, 레닌 활성에서 더욱 감별을 실시한다.

• K^+ 결핍량 추정 및 보정

K^+ 결핍량을 추정하는 것은 어렵지만 혈청 K^+이 1mEq/L 저하하면 100mEq/L의 결핍, 2mEq/L 저하하면 400mEq/L의 결핍이라고 알려져 있다. 결핍량 보정은 20mEq/L의 K^+ 용액으로 20mEq/h의 속도로 실시하면 안전하다. **저칼륨혈증에 알칼리증**을 합병하는 질병은 몇 번이든 알칼리증 치료를 실시하더라도 K^+ 보정을 하지 않는 한 개선되지 않는다. 이것은 **집합요세관에서의 K^+과 H^+ 분비가 경합**하고 있어 K^+ 결핍에서는 H^+ 분비가 일어나, H^+을 보급해도 배설되기 때문이다.

◈ 참고문헌

Gennari FJ. Hypokalemia. N Engl J Med. 1998 ; 339 : 451-8.

35 고나트륨혈증(hypernatremia)

요붕증은 아닌가?

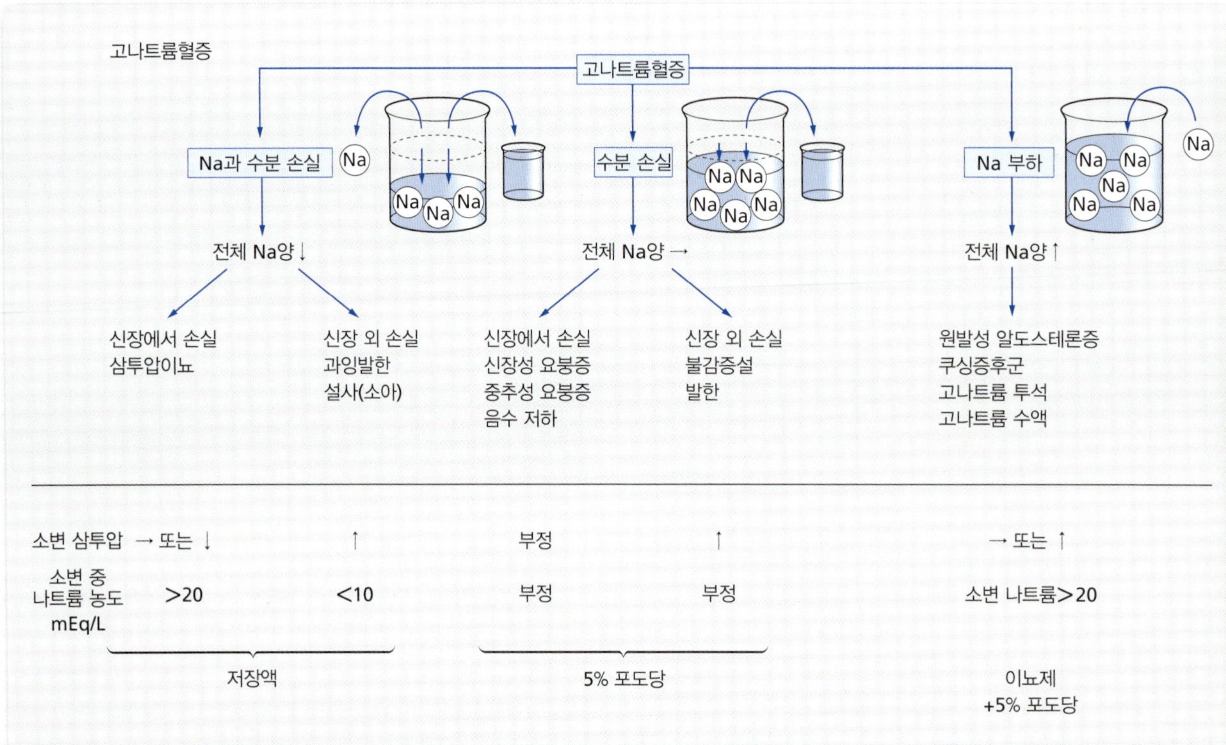

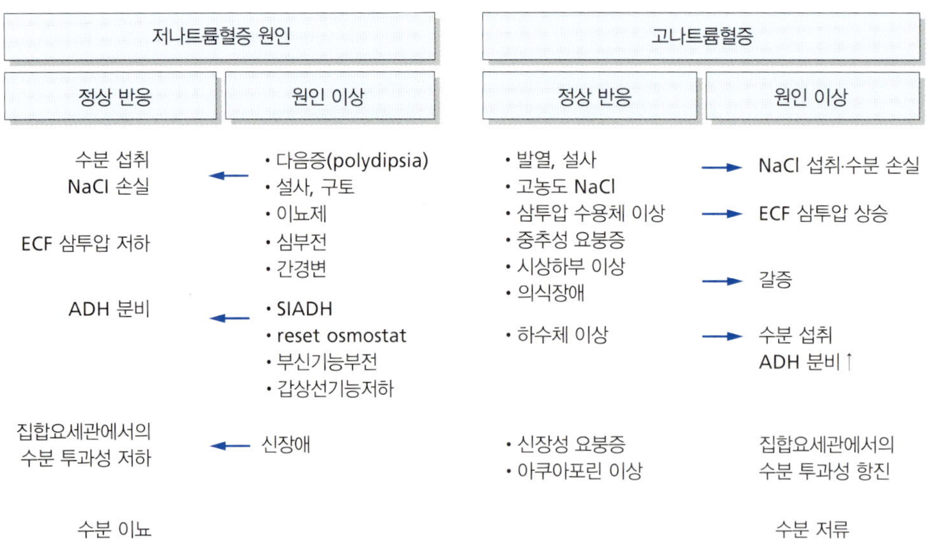

저나트륨혈증과 고나트륨혈증 원인

• 고나트륨혈증(hypernatremia)

혈청 Na^+ 농도 150mEq/L 이상을 고나트륨혈증이라고 한다. 그림에 나타냈듯이 **Na^+ 농도(이것이 중요하며 Na^+의 양이 늘어날 필요는 없다)**가 상승하는 것이기 때문에 수분을 상실한 것만으로도 고나트륨혈증이 된다(수분결핍형 탈수). 그 외에 수액을 착각했거나 원발성 알도스테론과 같이 Na^+ 자체가 증가하는 경우도 있다. 대부분의 고나트륨혈증은 수분결핍형이 원인이다. 고나트륨혈증은 고삼투압혈증이다(반대는 있을 수 없다. 예를 들어, 당뇨병의 고삼투압성 케톤산증에서는 고삼투압이지만 고나트륨혈증이 아닌 나트륨혈증이나 저나트륨혈증이 된다).

• 고나트륨혈증 증상

중추신경 증상이 출현하지만 이것은 세포 내 탈수로 인한 뇌세포 용적 감소가 뇌세포기능장애나 뇌혈관 단열을 초래하며 울혈이나 지주막하출혈, 정맥혈전증을 일으키기 때문이다. 급성으로 일어나는 고나트륨혈증에서의 예후는 나쁘고 만성에서 나타나는 고나트륨혈증은 증상이 나타나기 어렵다. 그 이유는 만성에서 고나트륨 고삼투압혈증이 나타나면 뇌세포가 삼투압활성물질(idiogenic osmoles-아미노산의 일종이라고 생각된다)을 생성하고 수분 손실을 막는다. 고나트륨혈증 감별진단은 소변 중 Na^+ 농도와 임상 증상에서 실시한다.

• 고나트륨혈증 치료

세포외액량이 감소하는 경우, 생리식염수를 이용해 세포외액량이 증가하고 있는 병태에서는 loop 이뇨제가 유효하다. 신부전에서 세포외액량이 증가하고 있으며, 이뇨제 효과가 기대되지 않는 경우에는 혈액투석을 시행한다. 세포외액량이 대부분 정상이라면 5% 포도당을 사용해 고나트륨혈증을 시정한다. 만성 고나트륨혈증에서는 idiogenic osmoles가 뇌세포에서 생성되고 있으므로 급격한 보정은 뇌세포의 팽화를 초래할 위험이 있다. 그래서 보정속도는 1시간에 $2mOsm/kgH_2O$ 이하로 억제하고 2일 이상 걸쳐서 정상화한다.

• 중추성 요붕증과 신장성 요붕증

요붕증은 소변이 다량(3~20L/day)으로 배출되어 탈수상태가 되는 병태를 말한다. 갈증중추(thirst center)가 정상으로 작용하고 있는 환자는 대량의 소변배설량과 비슷한 다량의 물을 마셔 균형을 맞추기 때문에 고나트륨혈증을 일으키는 경우는 적다. 중추성 요붕증은 삼투압 수용체·시상하부·뇌하수체장애 등 여러 질환에서 일어나며 ADH 분비가 장애 된다. 단, 뇌하수체장애인 경우 일과성이며 ADH는 정중융기(median eminence)에 있는 문맥에서 혈액 속으로 분비할 수 있다. 30%는 원발성(원인을 알 수 없다)이며 분비세포의 변성일 가능성이 있다. 신장성 요붕증은 역시 표로 나타낸 질병에서 확인되며 집합요세관 수분 투과성이 ADH로 인해 증가하지 않는 경우, 신장간질의 삼투압 농도 기울기가 형성되는 않는 경우의 두 가지 원인이 의심된다. 전자인 경우에는 수분통로 이상, V_2 수용체 이상 등이 의심되며 후자의 경우에는 리튬 중독, 고칼슘혈증, 삼투압 이뇨 등이 원인이 된다.

• 리튬과 신장성 요붕증

리튬은 우울증 치료에 사용되지만, 집합요세관의 관강측막에 있는 나트륨통로에서 세포 내로 들어가 cyclic AMP를 생성하고 cyclic AMP 작용을 방해한다.

• 고칼슘혈증과 신장성 요붕증

Ca^{2+}이 11mg/dL 이상이 되면 Ca^{2+}이 신장의 간질에 침착되어 요세관장애를 일으킨다고 의심된다. ADH 작용에 대한 직접 작용에 대한 보고도 있지만 확정된 것은 아니다.

• 저칼륨혈증과 신장성 요붕증

혈청 K^+ 농도가 3mEq/L 이하로 감소하고 K^+ 상실이 300~400mEq이나 되면 집합요세관의 ADH에 대한 반응성이 떨어진다. 이것의 일부에서는 cyclic AMP 생성 저하와 두꺼운 Henle 상행각에서 Na-K-2Cl 수송억제로 인해 삼투압 농도 기울기 형성부전의 두 가지가 관계되어 있다.

• 아쿠아포린(aquaporin, AQP)

수분통로라고 불리는 물질로 수분을 비교적 선택적으로 통과시키는 단백질이다. 현재까지 6종류 정도가 알려졌지만, AQP2(AQP-CD)가 바소프레신 감수성 수분통로이다. 신장성 요붕증의 일부는 AQP2 결손으로 인한 것이라고 생각되며 1994년 네덜란드의 한 연구팀이 일례로 보고했다.

◈ 참고문헌

Adrogué HJ, Madias NE. Hypernatremia. N Engl J Med. 2000 ; 342 : 1493-9.

36 저나트륨혈증(hyponatremia)

폐암은 아닐까?

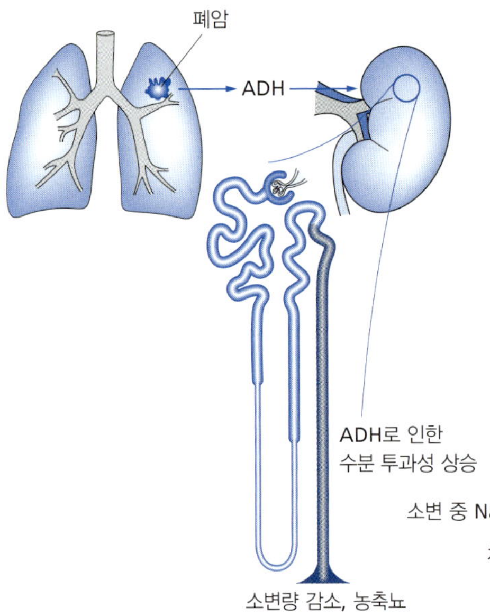

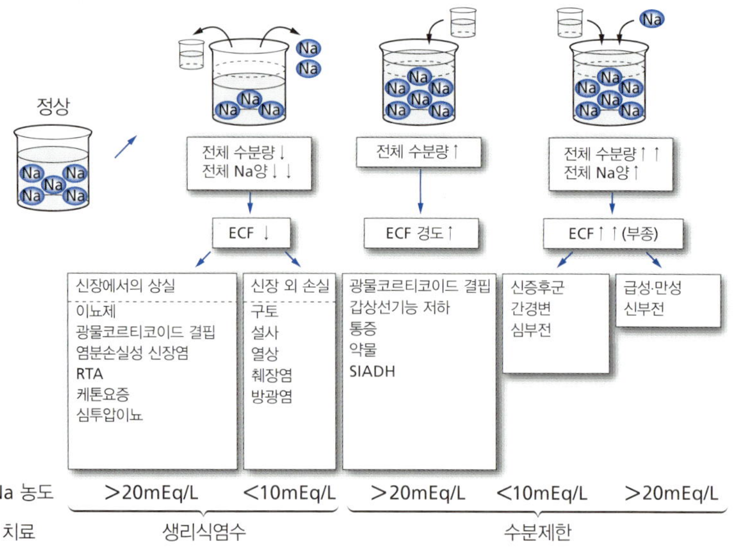

저나트륨혈증 진단

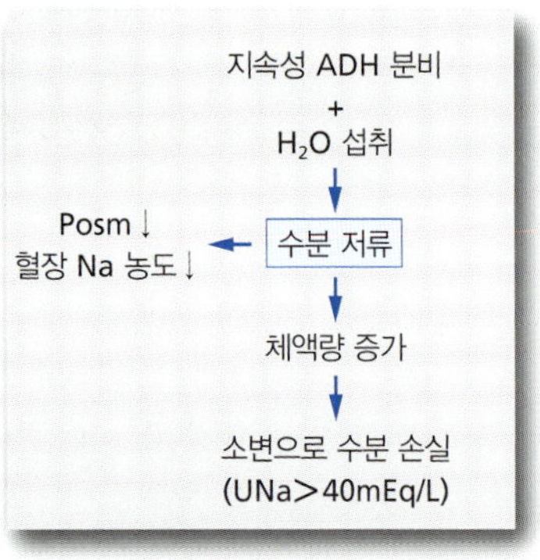

SIADH 병태생리

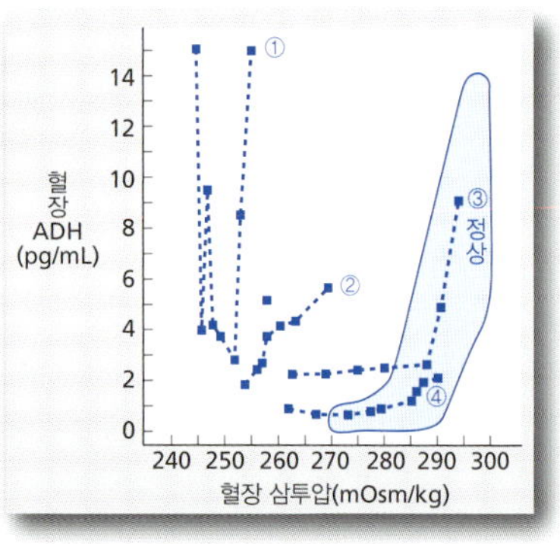

SIADH 병태생리

항이뇨호르몬부적절분비증후군(syndrome of inappropriate secretion of antidiuretic hormone, SIADH)은 **Bartter**와 **Schwartz**가 1967년 「Am J Med」라는 잡지에서 발표한 것이 처음이다. 보고된 예는 **폐암환자의 저나트륨혈증**을 나타내고 있으며 **항이뇨호르몬(antidiuretic hormone, ADH)의 혈청 농도 상승**이 확인되었다.

SIADH은 폐암 등에서 흔히 볼 수 있는 병태이며, 체내 수분을 유지하는 역할의 ADH는 **체내의 수분량(탈수)이나 삼투압(고삼투압)과 관계없이 분비**된다. ADH는 보통 순환혈장량 저하가 나타나면 시상하부에서의 생산이 증가하고, 뇌하수체 후엽에서 분비되는 호르몬이며 **순환혈장량의 저하를 막고 있다**. 이 호르몬이 이소성으로 폐암 등의 조직에서 무질서하게 분비되면 **집합요세관에서 수분 투과성**이 증가하고 **농축뇨가 생산**되는 동시에 체내에 **수분이 저류**한다. 그 결과, 전체 Na^+양은 변화하지 않지만 수분 과잉으로 Na^+이 희석되어 Na^+ 농도가 저하하고 **저나트륨혈증**이 된다. 따라서 **폐질환으로 저나트륨혈증을 합병한 경우 SIADH을 고려해야 한다**.

단, 진단 기준에 있듯이 신장, 부신, 뇌하수체, 심장, 간질환이 없는 것이 조건이다. 그 이유는 이러한 질환에서는 ADH이 부적절하게 분비될 가능성이 있기 때문이며 이소성 분비로는 악성 종양이 많고 시상하부 자극으로 인한 것은 신경성, 폐감염증, 수술 후, 약제성 등이 보고되고 있다.

비슷한 질환으로 **세포 기능 이상(sick cell syndrome)**이나 **삼투압 역치 이상(reset osmostat)** 등이 있다.

• SIADH 원인

시상하부에서 ADH 생성이 증가하는 것은 **신경정신질환, 약물, 호흡기질환** 등이 있다. 이외에도 **폐암에서의 이소성 생산**, ADH 효과를 증강하는 **약물** 등이 있다. SIADH은 드문 질환이 아니다. 예를 들어 지주막하출혈 증례의 약 20%에서 SIADH이 나타난다.

• SIADH 병태생리

SIADH이 발생하고 1~2주에서 Na^+과 수분의 균형이 평행 상태가 된다. 이것은 소변 중 Na^+ 배설량이 섭취량과 같아지면서 수분 저류와 Na^+ 상실로 인해 저나트륨혈증이 지속되지만, 그정도로는 악화하지 않는다. ADH 분비가 증가할수록 저나트륨혈증은 악화된다. 평형 상태가 되는 이유는 **세포 내 Ca^{2+} 저하**로 ADH의 요세관에서 나타나는 반응성이 저하하고 소변이 옅어지기 때문이다. 이 세포 내 Ca^{2+} 저하는 저나트륨혈증으로 **Na-Ca 수송**이 억제되고 세포 내에서 Ca^{2+}이 세포 외로 유출되기 어렵게 되었기 때문이라고 생각된다.

• SIADH 종류

그림에 표시했듯이 ① 혈청 삼투압과 전혀 관계 없는 ADH 분비를 일으키는 type 1(20%), ② 삼투압역치 이상(reset osmostat)의 형태를 띠는 type 2(35%), ③ 저삼투압 상태에서만 ADH 분비 억제가 되지 않는 type 3(35%), ④ ADH 감수성이 증가하는 type 4(10%)로 나눌 수 있다.

• 삼투압역치 이상(reset osmostat)

시상하부에서 삼투압 조절 중추의 목표삼투압 설정이 낮게 설정되어 있는 병태이다. SIADH 속에는 이러한 병태도 포함되어 있다.

• 시클로포스파미드(cyclophosphamide, Endoxan®)

이 약물은 **암**, **백혈병**, **교원병** 등의 치료에 사용되지만 부작용으로 **탈모**가 일어나거나 **출혈성 방광염**에 걸린다. 출혈성 방광염을 방지하기 위해서 다량의 수분을 섭취해야 한다. 하지만 이 약물은 경정맥에 다량 투여하면 ADH의 감수성을 증가시키기 위해서 다량의 수분섭취와 함께 저나트륨혈증을 일으키는 경우가 있다.

• 클로르프로파미드(chlorpropamide)

최근에는 사용되지 않지만 **혈당강하제**(설포닐우레아계)이며 투여 환자의 약 5%에게서 저나트륨혈당을 일으킨다. 특히 고령자이며 티아지드계 이뇨제(**39장**)를 병용하는 환자에게서 일어나기 쉽다.

• 폐질환

폐렴, **천식**, **폐기종**, **폐화농증**, **기흉**, **폐결핵** 등의 호흡기 질환에서 SIADH이 나타난다. 이것은 폐에서 정맥환류가 감소하고 용량 수용체를 자극하여 ADH 분비 증가를 초래한다고 생각된다. 게다가 결핵 등의 소모병에서는 세포 기능 저하로 인해 reset osmostat가 나타나는 것도 원인 중 하나라고 생각한다.

• 폐암

이소성 ADH 생산은 폐암 중에서도 **귀기세포암종(oat cell carcinoma)**의 빈도가 높다. 실제 암세포에서 ADH와 그 운반물질인 **뉴로피신(neurophysin)** 합성이 확인된다.

• Sick cell syndrome

만성 **소모성 질환**[결핵이나 후천성면역결핍증후군(AIDS)]에서 확인할 수 있는 저나트륨혈증이다. 세포 내 삼투압 저하 또는 세포막 기능 이상으로 세포 내 K^+이 저하되는 것을 의심할 수 있다. 한편, SIADH에서 세포 내 K^+은 정상이다.

• SIADH 치료

우선 **수분제한**을 하는 것이 원칙이다. 수분제한에서도 저나트륨혈증이 개선되지 않는 경우에는 **고장식염액과 loop 이뇨제[푸로세미드(furosemide)]**를 병용한다. 만성 SIADH에서는 그 외로 집합요세관에서 ADH과 길항하는 **리튬**이나 **데메클로사이클린(demeclocycline)**을 사용할 수 있다. 최근에는 **ADH 수용체길항제**도 유효성을 인정받고 있다.

• 저나트륨혈증(hyponatremia)

혈청 Na^+ 농도가 135mEq/L 이하를 저나트륨혈증이라고 하는데 그 원인은 Na^+ 농도(Na^+량/수분)에서 알 수 있듯이 Na^+의 양이 감소한 경우(이뇨제, 당뇨병, 설사, 구토)와 수분이 증가한 경우[심부전, 간부전, 신증후군, 항이뇨호르몬부적절분비증후군(SIADH), 다음]를 생각할 수 있다(그림).

• 저나트륨혈증 증상과 진단

전신 권태감, 두통, 메슥거림·구토, 정신 증상 등이 확인되지만, 저나트륨혈증 출현속도(급성 또는 만성)에 따라 다르다.

• 저나트륨혈증 치료

고나트륨혈증과 같이 원인과 세포외액량의 차이에 따라 치료가 다르다. 세포외액량이 감소한 경우에는 생리식염수를 투여하고, 세포외액량이 증가한 경우에는 수분 이뇨제를 투여하거나 수분을 제한함과 동시에 이뇨제를 투여한다.

• Osmotic demyelination syndrome(ODS) 또는 central pontine myelinolysis(CPM)

저나트륨혈증을 급격하게 개선하면 뇌세포장애를 초래하는데 특히 중심성 뇌교수초용해증을 초래한다. 이것을 osmotic demyelination syndrome(ODS) 또는 central pontine myelinolysis(CPM)라고 한다. 자기공명영상(MRI)에서 증명할 수 있다.

◈ 참고문헌

Adrogué HJ, Madias NE. Hyponatremia. N Engl J Med. 2000 ; 342 : 1581-9.

37 고칼슘혈증과 저칼슘혈증

경직(tetany)과 흥분

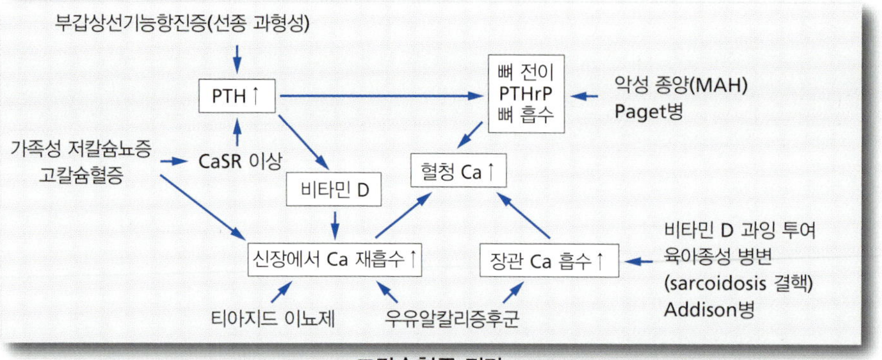

고칼슘혈증 진단

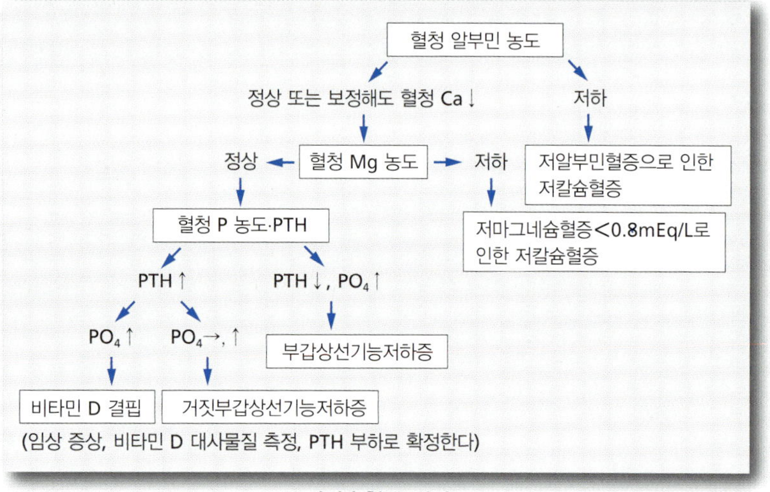

저칼슘혈증 진단

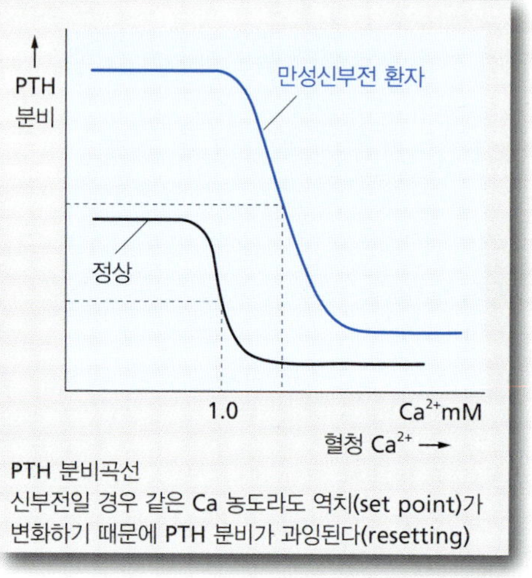

부갑상선은 전경부에 있으며 이름대로 갑상선 가까이 오른쪽 위, 왼쪽 위, 오른쪽 아래, 왼쪽 아래에 4개의 선이 존재한다. 단, 사람에 따라 5개의 선이 있을 수 있으며 흉곽 안의 전종격막에 미입된 경우도 있다. 부갑상선에서는 **부갑상선호르몬(parathyroid hormone, PTH)**이 분비되어 주로 **Ca^{2+} 대사조절**을 한다. PTH은 **장관**에서 작용하여 Ca^{2+} 흡수를 증가시켜(혈청 Ca^{2+}이 상승) **뼈**에 작용하고 뼈 흡수(뼈에서 Ca^{2+}이 녹아내린다)가 이루어지면서(혈청 Ca^{2+}이 상승) **신장**에 작용하여 요세관에서 Ca^{2+} 재흡수를 증가(혈청 Ca^{2+}이 상승)시켜 함께 근위요세관에 작용하며 인(P)의 재흡수를 억제한다(혈청 P이 감소).

PTH 분비는 혈청 **Ca^{2+} 농도와 비타민 D**에 의해 조절되고 혈청 Ca^{2+}이 상승하면 PTH 분비는 저하하고 혈청 Ca^{2+}이 저하하면 PTH 분비가 상승한다. 또한, 비타민 D는 **간**과 **신장**에서 OH가 붙어 **활성화**되지만 신장에서의 활성화는 PTH이 자극되어 비타민 D 생성 증가로 부갑상선에서 PTH 분비가 억제된다. 즉, PTH 분비 과잉을 제어하는 **피드백 기구**이다.

부갑상선기능항진증은 일차성과 이차성으로 나뉘며 **일차성**은 부갑상선 세포 스스로가 증식하고(선종이나 암) 제어를 받지 않아 멋대로 PTH을 분비하는 상태이며 고칼슘혈증을 일으킨다. 이것에 비해 **이차성**은 PTH 분비 자극이 되는 저칼슘혈증이 지속되는 경우나 보통의 Ca^{2+} 농도에서도 많은 PTH이 분비되어 버리는 상태(resetting)를 말한다. 이차성 부갑상선기능항진증을 만드는 대표적인 병태는 **만성 신부전**이다. 또한 암과 함께 고칼슘혈증을 일으키는 경우도 있어**(malignancy associated hypercalcemia, MAH)**, **부갑상선호르몬연관펩티드(parathyroid hormone related polypeptide, PTHrP)** 분비에 따라 다르다.

• 고칼슘혈증(hypercalcemia)

ST 부분 단축으로 QT 단축을 확인할 수 있다. 고칼슘혈증을 일으키는 질환은 **일차성 부갑상선기능항진증**이나 **악성 종양의 골전이** 또는 악성종양에서의 **이소성 부갑상선호르몬(ectopic parathyroid hormone, ectopic PTH)** 분비 등이 의심된다.

• 저칼슘혈증(hypocalcemia)

ST 부분 연장에 의한 QT 연장을 확인할 수 있다. 심근에 대해서는 수축력의 저하, 부정맥 발생 등이 나타난다.

QTc 연장으로 인한 'torsades de pointes'에 주의한다.

• 만성신부전(chronic kidney disease, CKD)

만성사구체신염이나 당뇨병으로 인해 신장 기능이 저하하고 생체 항상성이 유지되지 못하게 되는 상태. 혈액투석이나 복막투석 등의 투석요법이나 신장이식을 필요로 한다. 만성신부전에서는 P의 저류가 일어나고 PTH 분비의 resetting이나 비타민 D 활성화 장애를 일으켜 이차성 부갑상선기능항진증을 일으킨다.

• PTH 분비곡선

정맥펄스요법으로 고칼슘혈증을 일으키지 않고 PTH을 억제할 수 있는 이유는 무엇일까? 신부전 환자에게는 **그림 아래**에 표시했듯이 Ca^{2+} 농도와 PTH 분비곡선이 오른쪽으로 이동하고, 비타민 D는 이 분비곡선을 왼쪽으로 이동시켜 정상에 가까운 작용을 한다. 따라서 비타민 D 펄스요법에서는 Ca^{2+}이 상승하지 않더라도 PTH 분비를 억제한다. 분비곡선 정상화는 고농도 비타민 D가 신부전 환자의 적은 비타민 D 수용체와 결합하여 효과를 나타낸다고 생각된다. 이 분비곡선 이동(set point이동)은 투석 전 보존기 만성신부전 환자에게서도 확인되었다. 이 시기에는 Ca^{2+}, P, 비타민 D 농도는 정상임에도 불구하고 PTH 상승이 확인되면 그것과 함께 비타민 D 수용체 수의 감소가 나타나고 있다. 이 set point 이동은 혈청 P 농도 변화가 확인되지 않을 정도의 경도 P 상승이 원인이라고 생각된다.

• PTH 측정법

일반적으로 방사선면역측정법(radioimmunoassay, RIA)이 사용된다. PTH은 84개의 아미노산으로 구성되어 있으며(1-84PTH), C단(65-84)을 측정하는 cPTH, 중간부 (44-68)을 측정하는 HS-PTH(high sensitive PTH), 전체 길이를 2개의 항체로 측정하는 intact PTH(iPTH)이 지금까지 개발되어 iPTH가 국제적인 표준으로 사용되고 있다. 하지만 iPTH은 (1-84)뿐만 아니라 (7-84) 부분도 측정되는 것을 알고, 보다 더 정확하게 (1-84)를 측정할 수 있는 whole PTH(wPTH) 측정을 할 수 있게 되었다. 또한, (7-84)PTH도 (1-84)에 결합 작용이 있다고 생각되며 임상적 의의가 연구되고 있다.

• 골염정량법

최근 고령자에게 문제가 되고 있는 골다공증이나 신성 골이영양증의 진단에 유용한 검사법이다. **DXA(dual energy X-ray absorptiometry)**는 그 중 1개이며 X선의 흡수 차이에서 골염을 측정한다.

• 고인혈증으로 혈관석회화

원래 Ca×P의 값이 60이상이 되면 혈관에 석회화가 나타난다고 하지만, 이것이 고인혈증에 의한 동맥평활근세포에서의 직접 작용임을 알게 되었다. P은 혈관에 대해 골아세포에서의 분화를 촉진하고(Na 의존성 P 공동수송 촉진 결과) 혈관을 뼈로 변화시킨다.

• 오스테오칼신(osteocalcin)

뼈에 포함되어 있는 비콜라겐성 단백질이며 골아세포에서 분비되어 골기질을 형성한다. 일부가 혈액 중으로 방출되므로 뼈형성의 지표로 사용된다.

• 암과 PTH

악성 종양 환자에게 고칼슘혈증이 확인되는 경우가 있다 **(MAH)**. 이것은 암이 뼈로 전이된 경우와 악성 종양에서 PTH 모양의 호르몬(**부갑상선호르몬연관펩티드, PTHrP**)이 분비되는 경우의 두 가지를 의심할 수 있다. PTH와 PTHrP의 아미노산 구조는 서로 비슷하며 진화 과정에서 나누어진 것이라고 생각된다. PTH의 mRNA는 부갑상선만으로 발현하지만, PTHrP의 mRNA는 전신세포로 발현하고 PTHrP가 없는 knockout mouse에서 태아기에 사망하게 되는 경우, PTHrP는 생체에 Ca^{2+} 상승작용 외 중요한 역할을 하고 있다는 것을 보여준다.

• 비타민 D

활성형 비타민 D 전구물질인 비타민 D_3는 피부에서 자외선 작용으로 만들어지지만, 식사를 통해 섭취할 수도 있다. 이 비타민 D는 간에서 25위로 수산화를 받고, 신장 근위요세관에서 1위로 수산화를 받아 1α, $25(OH)_2D_3$가 된다. 이것이 활성형 비타민 D이다. 비타민 D는 장관에서 Ca^{2+} 흡수, 신장에서 Ca^{2+} 재흡수, 뼈에서 Ca^{2+} 침착에 관여하고 있다(**27장**).

• FGF23

FGF23은 최근 주목받고 있는 P과 Ca 조절인자이다. 비타민 D와 P 상승으로 뼈에서 분비되어 부갑상선과 신장요세관에 작용한다.

• 클로토 유전자(klotho gene)

클로토 유전자에 이상이 생기면 클로토 쥐는 노화가 빨라지고(조로증), FGF23이 부갑상선과 요세관에 작용하기 위해서는 클로토 단백질이 필요하다. 따라서 노화와 Ca-P 대사의 관계가 고려되고 있다(**27장**).

◈ 참고문헌

1. Lafferty FW. Differential diagnosis of hypercalcemia. J Bone Miner Res. 1991 ; 6 Suppl 2 : S51-9.
2. Riccardi D, Brown EM. Physiology and pathophysiology of the calcium—sensing receptor in the kidney. Am J Physiol Renal Physiol. 2010 ; 298 : F485-99.

38 수액요법

명의인가 아닌가를 감별

유지수액량(음수량이 없는 경우)

수분: 소변량+불감증설량-대사수
1,500+800-300=2,000(mL)
Na : 100mEq/day
K : 60mEq/day
열량: 400mEq/day

음수량이 없는 경우에는 그만큼을 뺀다

결핍량 보정: 이미 정상 체액에서 소실된 수분량(그림의 빗금선이 결핍량)을 보급한다
유지수액량(보충수액량): 몸에서 배설된 수분량(B)에서 몸으로 들어가는 수분량(A)을 뺀 양(B-A)이 유지수액량이 된다

$$수액량=유지수액량+결핍량\times\frac{1}{2}(안전계수)$$

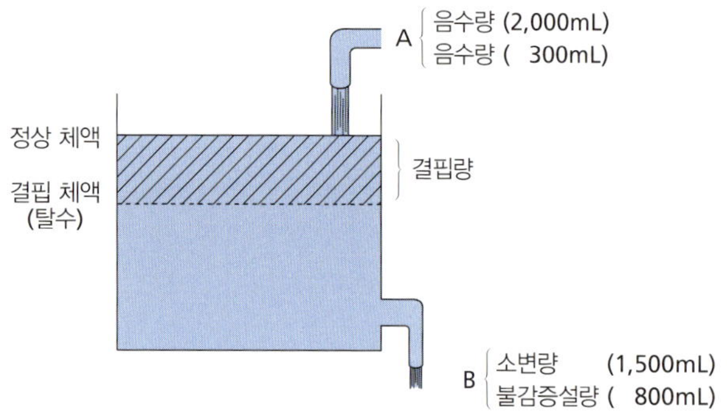

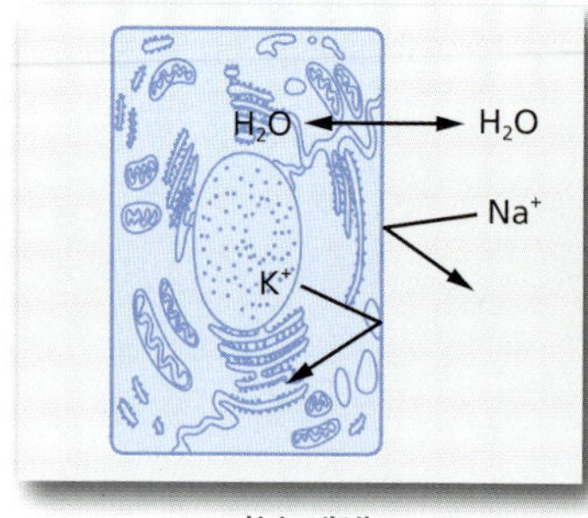

기본 체액

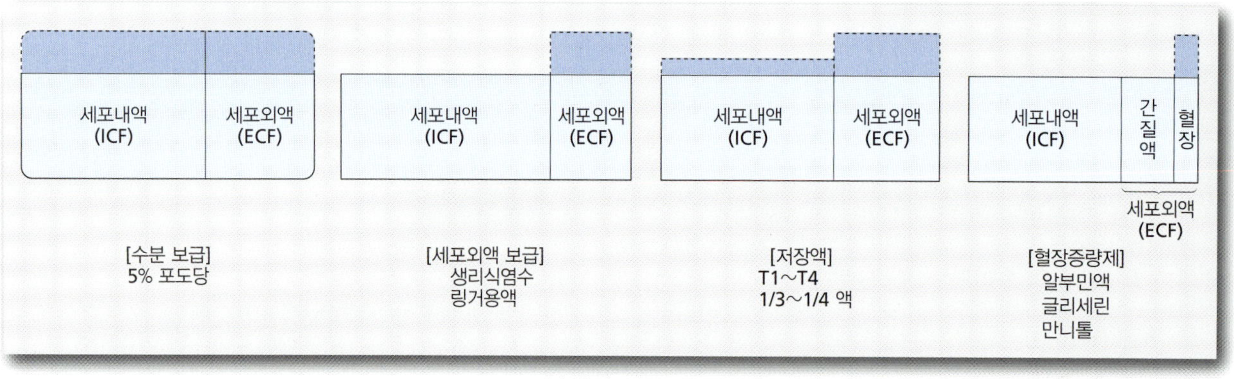

수액의 종류

수액의 기본은 **결핍량**(신체에서 소실된 양)과 **유지량**을 보급하는 것이다. 결핍량이란 설사나 구토로 감소한 수분 전해질의 양을 말하며 유지량이란 1일 대사에 필요한 수분 전해질의 양이다. 유지량에 대해서는 몸으로 들어가는 양(input)과 나오는 양(output)을 끊임없이 생각할 필요가 있다. Input과 output은 물뿐만 아니라 모든 전해질에 대해서도 생각할 수 있다. 들어가는 양으로서 가장 중요한 수분을 예로 들면, **식사 중의 수분량**은 탄수화물 등에서 생성되는 **대사수**이다. 나오는 양은 물론 **소변량**, 호흡이나 피부로 나오는 **불감증설량**, **대변** 등이 있다. 수분 출납을 표로 나타냈듯이 이것을 기본으로 수액량을 결정해야 한다.

수분이나 Na^+ 결핍량의 추정은 **체중 변화**를 가장 신뢰할 수 있다. 단기간(수일)에 체중이 감소하고 임상적으로 설사, 구토 등이 나타난다면 체액량 상실은 분명해진다. 단, 응급환자로 체중 변화를 잘 모를 경우에는 **피부 건조** 등의 임상증상으로 판단할 수 밖에 없다. 게다가 정확하게는 **Swan-Ganz catheter**로 인한 **폐동맥쐐기압(pulmonary artery wedge pressure, PAWP)**을 사용한다. **중심정맥압(central venous pressure, CVP)**도 어느 정도 참고는 할 수는 있지만 PAWP만큼 신뢰하기는 어렵다.

전해질수액 외에 에너지 보급 목적으로 영양수액요법도 자주 사용되어 왔다. 완전정맥영양법(total parenteral nutrition, TPN)에는 말초정맥을 이용한 **지방수액**과 중심정맥에 이용하는 **포도당 수액**이 있다.

• 대사수(metabolic water)

탄수화물이나 지방은 C, H, O로 구성되어 있으며 에너지 등으로 사용된 후에는 CO_2나 H_2O로 변화한다. 이 때 생성되는 물이 **대사수**이다. 보통의 **식사(2,000kcal)에서는 대사수가 약 300mL 생성된다**.

• 불감증설량

주로 호흡 시 호기로 소실되는 수분량인데, 열대지방의 주민은 땀으로 인한 소실도 문제가 된다. 호기는 거의

100% 물의 포화도이기 때문에 소실량도 많으며 **1일 불감증설량은 약 800mL**이다.

• 유지량수액

식사 섭취가 가능한 환자는[out-in=소변량+불감증설-대사수-수분섭취량=1,500+800-300-2,000=0]이 되므로 유지량이 필요하지 않지만, **식사 섭취가 불가능한 환자에게는 소변량+500mL의 투여가 필요하다.**

• 결핍량수액

Na^+ 결핍량 보정은 **전체 수분량**을 사용하여 실시한다. 예를 들어 설사로 인해 체중이 60kg에서 2kg 감소하고 혈청 Na^+ 농도가 125mEq/L로 저하한 환자는, 2kg 체중 감소를 세포외액 자체의 상실이라고 본다(2×140). 또한 농도 저하로 60×0.6×(140-125)의 상실이 된다.

HCO_3^- 결핍량은 체중의 40%를 사용하여 실시한다. 완충계는 HCO_3^- 뿐만 아니라 뼈나 혈구에도 있으므로 본래는 세포외액의 20%를 사용해야 하지만 다른 완충계인 H^+ 완충분도 포함하여 40%로 한다. K^+ 결핍량은 1mEq/L의 변화가 200mEq의 결핍이라고 생각하면 좋다.

• 수액의 역사

수액요법이 활발하게 이루어진 것은 그리 오래 되지는 않았다. 기록에서는 콜레라 치료에 Latta가 사용한 것이 처음이다(1832년). 이 증례에서 상태가 개선된 것처럼 보였지만, 생명을 살리진 못했다. 수액요법에 대해 강한 인상을 준 것은 소아설사증에 대한 효과였다. 1915년쯤, 소아과 의사인 Marriott, Blackfan, Schloss 등은 사망률이 90%로 높았던 소아설사증에 수액을 실시해 그 사망률을 10%로 감소시켰다. 게다가 Hartmann은 알칼리성제로 젖산나트륨을 사용한 Hartmann액을 고안했다(1932년). 또한 미국 소아과 의사인 Gamble, Talbot, Butler, Darrow 등은 저장액 수액제나 고농도 K액의 개발을 실시하여 소아설사증에서 더 큰 효과를 보였다. 1960년 일본에서는 solita®T1~T4액이 발매되어 임상에서의 수액 사용법이 쉬워졌다.

• 수액의 기본

세포막은 보통의 수분에 대해 투과성이 높고, 전해질에 대해서는 투과성이 낮다. 그림으로 나타냈듯이 수액의 사용법을 생각하며 수분은 자유롭게 투과하고 Na^+이나 K^+은 통과하기 어렵다.

• 수액제의 종류

5% 포도당액은 포도당이 빠르게 대사되면 물을 투여한 것과 같은 결과가 나오므로 그림으로 나타냈듯이 세포내액과 세포외액이 4:2 비율로 분포한다. 등장액(생리식염수)은 Na 농도가 혈청과 등장하므로 물은 세포 내로 들어가지 않고 세포외액에만 머물게 된다. T3 등의 저장액은 물과 생리식염수가 혼합되어 있다고 생각하여 물로만 이루어진 부분은 세포외액과 세포내액, 생리식염수 부분은 세포외액으로 분포된다고 볼 수 있다. 알부민액은 혈관 내에 머물기 때문에 혈장량이 증가한다.

• 알칼리화제

Hartmann이 사용한 것은 젖산이지만 이것은 중탄산염나트륨($NaHCO_3$)을 Ca^{2+}과 함께 혼입시키면 침전을 만들어 낼 수 있기에 생각해 낸 방법이다. 하지만 최근에는 링거젖산용액으로 바뀌고 초산 링거액이 주류가 되고 있다.

초산은 젖산과 달리 근육조직에서도 대사되므로 간기능장애 환자에게도 사용할 수 있으며 대사가 빨라 다량 투여도 가능하다. 게다가 젖산과 같은 라세미 혼합물을 갖지 않는 등의 장점을 가지고 있다. 단, 보통 환자의 수액에서 두 수액의 차이는 나타나지 않는다고 여겨도 좋다. 중탄산염나트륨을 직접 투여하는 것이 가장 생리적인 것은 확실하지만 제제상의 문제를 해결할 필요가 있다.

• 아미노산수액

Fischer가 간성뇌증용의 아미노산 제제를 개발한 것이 시작이다. 간장애나 수술 침습 시에는 BCAA(분지사슬아미노산, branched chain amino acid)을 많이 함유한 아미노산수액이 유효하다. 또한 아미노산수액은 TPN용인 아미노산 보급으로 중요시되고 있다.

• 지방수액

콩기름에서 만들어지는 긴사슬지방산이며 에너지원과 필수지방산 보급을 위해 사용된다. 긴사슬지방산은 0.1g/kg/h 이상의 투여 속도에서는 지방방울이 망내 계통으로 흡수되어 면역 등에 악영향을 미친다. 중간사슬지방산은 대사 속도가 너무 빨라서 고케톤혈증이나 중추신경 증상을 초래하기 때문에 긴사슬지방산과 중간사슬지방산을 혼합하여 사용하면 좋다.

유화제인 레시틴은 투여량이 많으면 고인혈증이나 고인지질혈증을 초래하므로 주의가 필요하다.

• 영양수액

영양수액에는 TPN(total parenteral nutrition), PPN(peripheral parenteral nutrition), EN(enteral nutrition) 등이 있으며 TPN은 완전정맥영양이고 중심정맥보다 영양분을 수액한다. PPN은 말초정맥영양이며 말초정맥을 이용하여 영양분을 수액한다. EN은 경장관영양으로 장관에서 흡수되기 때문에 보다 자연스러운 영양 섭취가 가능하다.

◈ 참고문헌

Shafiee MA, et al. How to select optimal maintenance intravenous fluid therapy. QJM. 2003 ; 96 : 601-10.

39 이뇨제 사용법

부종을 잡자!

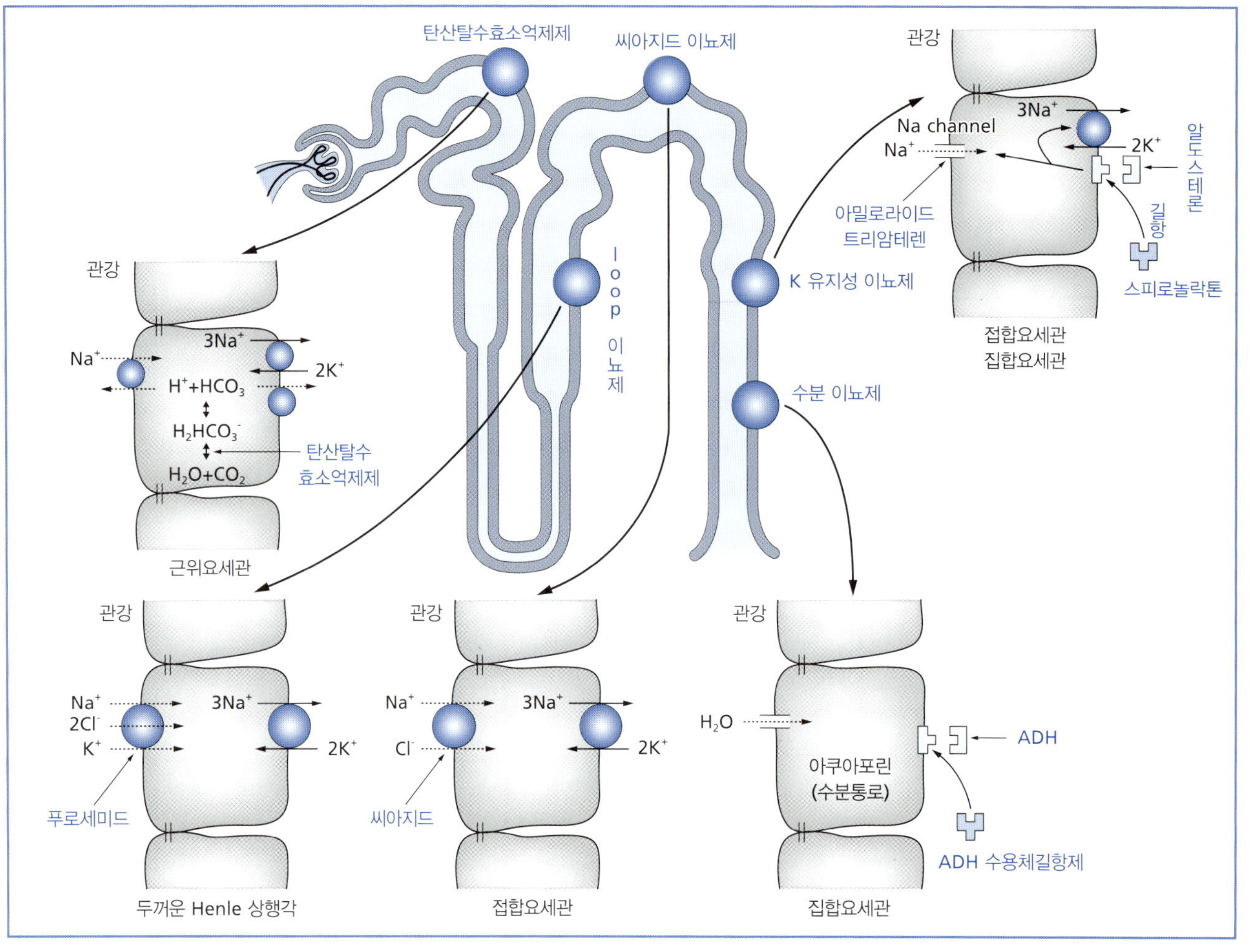

이뇨제는 소변량을 증가시키는 약물이다. 엄밀하게 말하면 이뇨는 **Na 이뇨**와 **수분 이뇨**로 나눌 수 있다. Na 이뇨란 요세관에서 Na^+ 재흡수를 억제하는 것과 동시에 수분의 재흡수가 억제 되어 Na^+과 수분 모두가 소변으로 다량 배설되는 것이다. 그 밖에 Na 이뇨를 일으키는 약물에는 사구체여과율을 증가, 즉 신혈류량을 증가시켜 이뇨를 일으키는 것도 있다. 반면 수분 이뇨란 Na^+ 재흡수에는 영향을 끼치지 않지만 집합요세관의 수분 투과성이 저하되어[예를 들어 요붕증과 같이 항이뇨호르몬(antidiuretic hormone, ADH) 결손] 수분만이 소변으로 다량 배설되는 경우를 말한다. 수분 이뇨제가 최근 임상에서도 사용할 수 있게 되어 수분 이뇨제인 samsca®(tolbaptan)는 ADH수용체 길항제이며 V_2 수용체에 특이적으로 길항한다. 이 외에도 vaptan계 제제나 V_2 또는 V_1 수용체에 길항작용을 갖는다.

일반적으로 임상 치료에서 필요로 하는 이뇨제는 Na 이뇨이다. 그 이유는, 이뇨제는 **심부전, 간부전, 신부전, 고혈압** 등의 세포외액량이 증가하여 나타나는 질환(Na^+ 저류 상태)에 사용되며 세포외액량을 감소시켜 **부종**을 제거하는 것을 목적으로 하기 때문이다. 세포외액량의 증가는 Na^+ 저류로 인해 나타나므로 그 목적을 위해서는 Na 이뇨가 필요하다. 하지만 동시에 저나트륨혈증을 합병하는 질병에서는 체내에 자유수가 저류하여 수분 이뇨제가가 유효한 경우가 있다.

이뇨제 종류에는 **삼투압 이뇨제, 씨아지드 이뇨제, loop 이뇨제, K 유지성 이뇨제, 항이뇨호르몬길항제** 등이 있다. 역사적으로는 **수은 이뇨제**나 **탄산탈수효소억제제**가 있으며 현재 사용되는 이뇨제는 이것들로 만들어졌다(**표**).

• 이뇨제의 역사

고대나 중세에는 약초와 같은 것들이 이뇨제로 사용되어 왔다. 최근에 본래의 이뇨제로 작용하는 수은 이뇨제와 탄산탈수효소억제제가 개발되었다. 수은 이뇨제는 스위스의 의학생에 의해 우연히 발견된 것으로, 유기 수은은 그 당시 매독 치료제로 사용되었으며 선천매독 소녀에게 투여하여 소변량이 증가한 것을 발견한 것이 최초이다. 수은 이뇨제 구조 변화에서 에크타린산(ethacrynic acid)이 발견된 후에 나타난 탄산탈수효소억제제인 아세타졸아마이드(acetazolamide) 구조를 바꾸고, 푸로세미드(furosemide)가 개발되

이뇨제의 종류와 작용

이뇨제	수은 이뇨제	탄산수소효소억제제	씨아지드 이뇨제	Loop 이뇨제	칼륨보전이뇨제	수분 이뇨제	삼투압이뇨제
종 류	----	아세타졸아마이드	클로로티아지드	푸로세미드 에타크린산	스피로놀락톤 트리암테렌 아밀로이드	트리암테렌	만니톨
작용부위	주로 근위요세관 (그 외 Henle 상행각 원위요세관)	근위요세관	접합요세관	두꺼운 Henle 상행각	원위요세관 접합요세관 피질부 집합요세관	집합요세관	근위요세관 Henle 상행각
강 도	++++	++	+++	+++++	+	+~+++	투여량에 따라 다르다
부작용	저칼륨혈증 알칼리증 신독성 과민반응	저칼륨혈증 산증	저칼륨혈증 알칼리증 저나트륨혈증 고요산혈증	저칼륨혈증 알칼리증 탈수 고요산혈증 청력장애	고칼륨혈증 산증	고나트륨혈증	폐부종 저나트륨혈증 세포 내 탈수

었다. 씨아지드 이뇨제도 이와 비슷하게 탄산탈수효소억제제에서 만들어진 것이다. 칼륨보전이뇨제인 스피로놀락톤(spironolactone)은 구조적으로 프로게스테론(progesterone)에서 개발된 이뇨제이다.

• Loop 이뇨제

Loop 이뇨제는 Henle의 loop에서 작용하는 것으로 이름 붙여진 이뇨제이다. Henle의 loop에서 작용한다고 하더라도 두꺼운 Henle 상행각(thick ascending limb of Henle, TALH)에 작용하는 약물이며 특히 이 부위의 **Na-K-2Cl 수송**을 억제하여 이뇨작용을 발휘한다. **두꺼운 Henle 상행각**은 신장 속에서도 가장 많은 에너지를 소비하며, 이 부위를 억제하면 매우 강한 이뇨 효과를 발휘한다. Loop 이뇨제는 푸로세미드(Lasix®)가 옛날부터 대표적으로 사용되었으며, 부작용으로는 이뇨 효과로 인한 탈수나 저칼륨혈증, 고요산혈증 등을 확인할 수 있다. Loop 이뇨제에서도 이 개발은 특별하게 탄산탈수효소억제제에서는 푸로세미드가, 수은 이뇨제에서는 에타크린산이 개발되었다. 두 약물 모두 작용 기전은 같지만 구조는 매우 다르다.

• 고요산혈증

Loop 이뇨제나 씨아지드 이뇨제에서는 부작용으로 고빈도의 고요산혈증이 나타난다. 통풍 환자가 아니라면 경도의 고요산혈증은 문제가 되지 않지만 통풍 환자나 관상동맥 질환 환자라면 고요산혈증은 반갑지 않다. 생성억제제인 알로퓨리놀(Zyloric® 또는 Feburic®)이나 요세관 재흡수억제제인 Urinorm®을 사용하여 조절한다. 이뇨제가 고요산혈증을 일으키는 원인(기전)으로는 이뇨작용으로 인한 체액량 감소(순환혈장량 감소)에 따라 신혈류량이 감소하고 근위요세관에서의 Na^+과 수분의 재흡수가 증가하여 그것과 함께 요산의 재흡수가 증가한 것이라고 볼 수 있다. 다른 기전은 푸로세미드나 씨아지드(thiazides)가 근위요세관에서 분비되기 때문에 요산 분비에 경쟁적으로 대항하고 요산 근위요세관 내로 분비를 저하시킨다고 볼 수 있다**(15장)**.

• 씨아지드 이뇨제

씨아지드 이뇨제는 탄산탈수효소억제제에서 구조를 변화시켜 만들어진 이뇨제이다. 따라서 탄산탈수효소억제제가 갖는 근위요세관에서의 Na^+ 재흡수 억제, H^+ 분비억제 작용을 갖고 있다. 하지만 이 작용은 약하고 이뇨작용의 대부분은 원위곡요세관에서 작용하여 Na 이뇨를 일으킨다. 이 작용은 관강측막에 있는 Na-Cl 공동수송 억제로 인해 일어난다. 이뇨작용보다도 강압작용이 강하므로 강압제로서도 사용된다.

• 칼륨보존이뇨제

K^+ 분비부위에 있는 원위곡요세관, 접합요세관, 피질부 접합요세관에서 작용한다. 스피로놀락톤(Aldactone A®)은 알도스테론 수용체에 경합적으로 길항해 알도스테론 Na^+ 재흡수, K^+ 분비 작용을 억제한다. 이것에 대해 칼륨보존이뇨제의 하나인 아밀로라이드(amiloride)와 트리암테렌(triamterene)은 이 부위의 요세관 관강측막의 Na^+ 투과성을 감소시켜(나트륨통로와 결합한다) Na^+ 재흡수를 억제한다. Na^+ 재흡수가 억제되는 것으로 이차적으로 K^+ 분비도 억제된다. 작용기전과 다르지만 양쪽의 이뇨 효과와 K^+ 보존성은 거의 바뀌지 않는다.

• 수분 이뇨제

ADH 수용체길항제이며 아쿠아포린을 감소시켜 수분이뇨를 일으킨다.

◈ 참고문헌

1. Hropot M, et al. Tubular action of diuretics : distal effects on electrolyte transport and acidification. Kidney Int. 1985 ; 28 : 477-89.
2. Dussol B, et al. A randomized trial of furosemide vs hydrochlorothiazide in patients with chronic renal failure and hypertension. Nephrol Dial Transplant. 2005 ; 20 : 349-53.

40 신장(kidney)에서의 분자생물학

iPS 세포를 사용할 수 있는가?

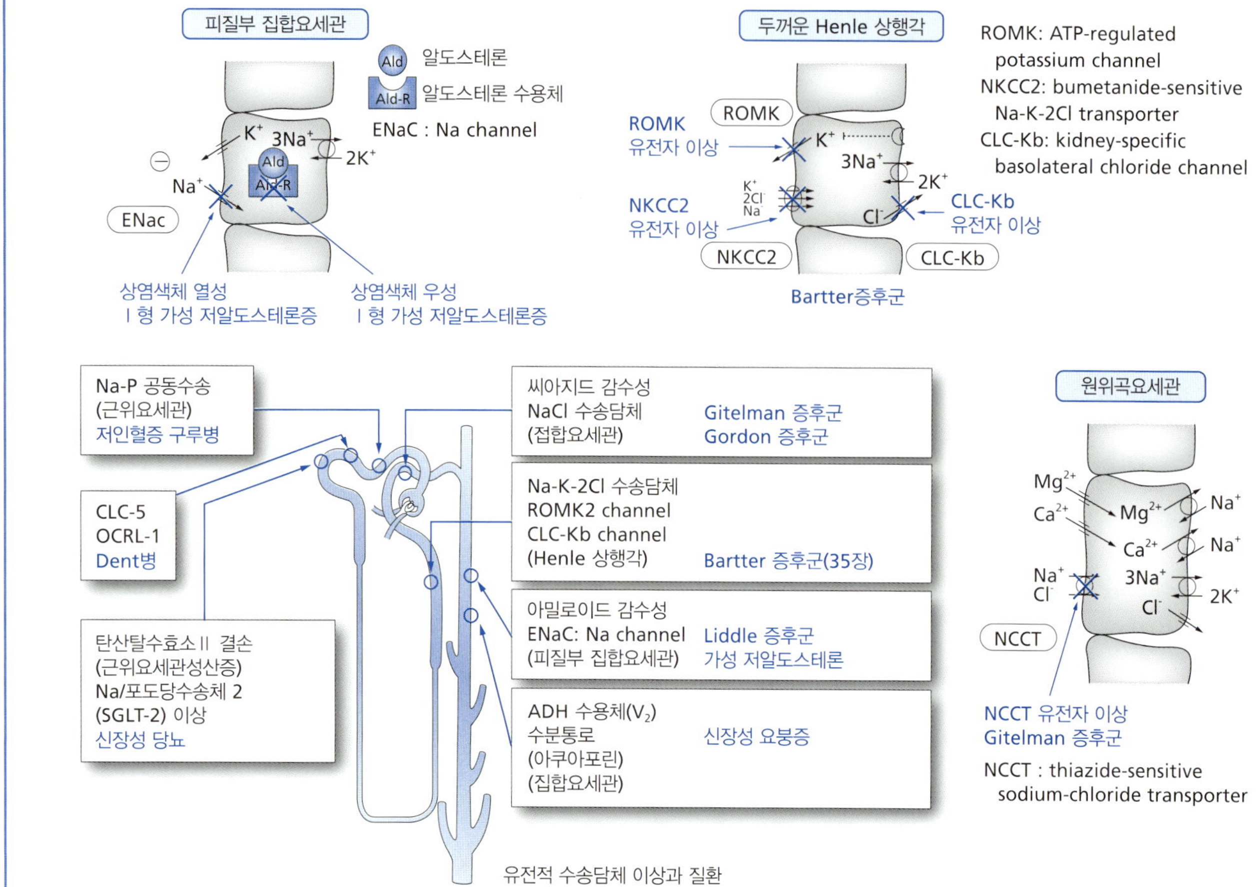

유전적 수송담체 이상과 질환

분자생물학은 분자 레벨, 특히 **유전자**를 타겟으로 생물의 기능을 연구하는 것이다. **전해질 운송**은 막에 존재하는 **전해질 운송담체(단백질)**로 인해 나타나지만, 그 단백질의 구조는 유전자에 따라 결정된다. 인간의 유전자는 **데옥시리보핵산(deoxyribonucleic acid, DNA)**으로 이루어져 있으며 이 DNA에서 **메신저RNA(messenger RNA, mRNA)**가 만들어져 **아미노산**을 연결하여 **단백질**이 합성된다. 이 유전자연구에서는 **polymerase chain reaction(PCR)법** 등이 사용된다.

최근 의학의 진보는 눈부실 정도이며, 수분 전해질에서의 화제도 유전자 레벨의 연구이다. 수분 전해질을 비롯한 신장생리의 연구는 모두 동물을 이용한 **clearance법(13장)**이나 **소변 중 전해질 측정**을 사용하면서 시작되었다. 그 후, **미세천자(micropuncture)법**이나 **분리요세관수액법**으로 요세관 레벨에서의 전해질 운송기능의 해명이 가능해졌다. 게다가 요세관 레벨에서 세포 레벨로 **패치고정법**(patch-clamp method)이나 **Fra2**를 사용한 Ca^{2+} 수송연구법, **미소전극**에 의한 **세포 내 이온측정법**이 발전 하였다. 현재는 더욱 발전하여 수분 전해질 운송에 관여하는 단백질의 **유전자 해석**까지 가능해졌다.

예를 들면, 요붕증 환자에게는 **V_2 수송체 이상**이나 **수분통로 이상(아쿠아포린의 유전적 변이)**으로 인한 증례도 보고되고 있다. 즉, 신장에서 **항이뇨호르몬(antidiuretic hormone, ADH)**의 감수성이 저하되어 일어나는 **신장성 요붕증**환자 중에서 수분통로[이 단백질의 cloning은 도쿄의과치과대학의 佐々木成(Sasaki Naru)에 의해 실시되었다]가 존재하지 않기 때문에 **수분 투과성**이 증가하지 않고 **소변 농축**이 일어나지 않으며 **다뇨**가 나타나는 환자가 발견된다. 또한 **Liddle 증후군** 환자에게서는 **나트륨통로 유전자 이상**이 본래의 질병인 경우가 증명되었다. **낭성섬유증**도 **칼슘통로** 이상이라고 판명되었다. 이러한 수분 전해질 이상으로 인한 질병이 분자 레벨로 해명되면 새로운 치료법을 찾을 가능성이 높아지게 된다.

• 유전자

사람의 유전자는 **46개** 이며 **22쌍의 상염색체와 1쌍의 성염색체**로 이루어져 있으며, 각각의 **DNA**로 구성되어 있다. DNA는 **당**, **인산**, **염기**의 3가지 성분으로 이루어져 있으며 정보는 염기(아데닌, 구아닌, 시토신, 타이민)의 배열에 의해서 결정된다. DNA는 정보를 갖지 않는 **인트론** 부분과 정보를 갖고 있는 **엑손** 부분으로 구성되어 있다. 인트론은 절단되어 버려지고**(splicing)** 엑손에서 **mRNA**를 만들어낸다. 이 mRNA 정보에서 **골지체**의 리포솜으로 **아미노산**을 결합하여 **단백질**을 합성한다.

• iPS 세포

2012년 노벨의학상은 iPS 세포연구로 일본의 山中伸弥(Yamanaka Shinya) 교수가 수상하였다. iPS 세포란 induced pluripotent stem cells의 머릿글자를 따서 만든 단어로 번역하면 유도만능줄기세포이다. 체세포로 몇 개의 유전자를 도입해 배아세포와 같이 많은 종류의 세포로 분화할 수 있으며 자기복제 능력을 갖춘 세포이다. 이후, 각 장기를 복제할 수 있는 가능성을 가지고 있다.

• Liddle 증후군

1963년 Liddle에 의해 보고된 **가족성(상염색체 우성유전)** 질환이며 **고혈압, 저칼륨혈증, 레닌-안지오텐신의 억제**가 확인되고 원발성 알도스테론과 병태가 닮아 있음에도 불구하고 **혈중 알도스테론이 낮은 수치**이다. 신장이식에 의해 고혈압을 포함한 모든 병태가 개선된다. **신장에서의 Na^+ 수송 이상(피질부 집합요세관)**이 본체라고 생각된다. 가성 고알도스테론증이라고도 불린다.

• Liddle 증후군과 유전자

Liddle 증후군은 **피질부 집합요세관**에서 **아밀로이드 감수성 나트륨통로(ENaC) 이상**으로 인해 나타나는 것을 알 수 있다. 이 **나트륨통로는 α, β, γ인 3개의 subunit**으로 구성되어 있으며 그 중 하나인 β의 유전자 이상의 Liddle 증후군이 1994년에 보고되었다.

• 낭성섬유증(cystic fibrosis)

백인 중에서도 빈도가 높은 유전병이며 **상염색체 열성유전**이 된다. **기관지 상피, 췌외분비선, 땀샘의 분비 이상**이며 분비액의 점조도(consistency)가 증가하여 분비선의 폐쇄나 낭포화가 나타나 감염이 발생한다. 이 질병의 이상은 **칼슘통로 구조 이상**이며 단일 아미노산 결손이나 막의 편입 이상에 따라 나타난다. 미국에서는 **유전자 치료**를 시도해보고 있다.

• 신장성 요붕증

항이뇨호르몬(ADH) 분비가 정상임에도 불구하고 **소변 농축**이 나타나지 않는 질환으로 **신장 집합요세관의 이상**이다. **1형(X염색체 열성유전)**과 **2형(상염색체 열성유전)**인 2가지가 있으며 1형은 ADH에 반응한 **cyclic AMP의 상승**이 확인되지 않고, **ADH 수용체(V_2)**의 유전자 이상**(X염색체 장완)**이 원인이다(그림 아래 참조). 이에 비해 2형은 **cyclic AMP 상승**이 있으며 수용체는 정상이지만 그 후의 경로 이상으로 여겨진다. 이 2형 신장성 요붕증 환자의 **수분통로 이상**을 네덜란드의 한 연구 그룹이 보고했었다.

• Gitelman 증후군과 Gordon 증후군

두 증후군 또한 신장요세관에서의 **전해질 운송담체 이상**이라고 볼 수 있다. **34장**에 서술했듯이 **Bartter 증후군**은 **Henle 상행각의 Na-K-2Cl 수송장애**(NKCC2)나 칼륨통로(ROMK) 이상 · 칼슘통로(CLC-Kb) 이상이 원인이라고 여겨진다. 하지만, **Gitelman 증후군과 Gordon 증후군은 또한 요세관 하류의 접합요세관에 있는 씨아지드 감수성 NaCl 수송담체 이상**이다. Gitelman 증후군은 Bartter 증후군과 거의 같은 징후를 나타내지만 다른 점은 소변 중 Ca^{2+} 배설량이 Gitelman 증후군으로 저하한다는 점이다. Bartter 증후군에서는 Henle 상행각에서 Ca^{2+} 재흡수도 장애가 되어 소변 중 Ca^{2+} 배설량은 증가한다. 하지만, Gitelman 증후군에서는 Ca^{2+} 재흡수가 항진하여 Ca^{2+} 배설량이 저하한다. 이것으로 이 증후군은 접합요세관의 NaCl 수송 저하가 원인이라고 볼 수 있다. 이에 비해 Gordon 증후군에서는 접합요세관의 NaCl 수송 항진이 원인이라고 여겨진다.

• Dent 병

X염색체 열성유전이며 고칼슘혈증, 신장 석회화, 결석, 신부전, 구루병을 일으킨다. CLC-5의 유전자 이상이다.

• 저인혈증성 구루병

소변으로 이상 P 배설로 인한 **저인혈증**과 그것과 함께 **뼈의 이상**(골연화증)을 나타내는 **X염색체 우성유전질환**이 있다. 이 질환과 같은 질병을 모델 쥐에게서는 근위요세관에서의 **Na-P 공동수송 유전자 이상(NaPi-3)**이 발견된다.

• 상염색체 우성 다낭성 신종(autosomal dominant poly cystic kidney disease, ADPKD)

상염색체 우성유전의 질환으로 미국에서는 1,000명 중 1명의 확률로 발증한다. 이 질환은 **신장, 간, 췌장에서 다낭성 신장**이 나타나고 또한 **기관지확장증, 뇌동맥류, 승모판 탈출증** 등을 합병하는 빈도가 높다. PKD-1과 PKD-2인 2형의 유전자 이상이 나타난다[PKD-1은 46개의 엑손을 가지며 4,304개의 아미노산으로 이루어진 polycystin을 code하고 있다]. **PKD-1은 16번 유전자의 단완 이상이며 PKD-2는 4번 유전자의 장완 이상이다.** 이 질환의 신장낭형성은 낭종 벽의 **전해질 운송담체 또는 증식인자의 이상 발현**이라고 볼 수 있다.

◈ 참고문헌

Devonald MA, Karet FE. Renal epithelial traffic jams and one—way streets. J Am Soc Nephrol. 2004 ; 15 : 1370-81.

부록 전해질과 관련 물질의 정상 수치

● 단위 $\text{mmol/L} = \text{mg/dL} \times \frac{10}{\text{분자량}}$　　mEq/L=mmol/L×이온가　　$\text{mOsm/kgH}_2\text{O}$=전해도×mmol/L

● 혈청 전해질

		(기억하는 수치)
Na	136~147mEq/L	(140)
K	3.4~4.7mEq/L	(4.5)
Cl	102~108mEq/L	(100)
Ca	8.2~10.0mg/dL	(10)
Pi	2.5~4.5mg/dL	(3.5)
Mg	1.5~2.2mEq/L	(2.0)
Al	10~45ng/dL	
Zn	65~110μg/dL	
Fe 남	80~200μg/dL	
여	60~180μg/dL	
총철결합능(TIBC)	210~390μg/dL	
불포화 총철결합능	180~280μg/dL	
Cu	80~150μg/dL	
삼투압	280~295mOsm/kgH_2O	(280)

● 소변 중 전해질

소변 중 Na	130~220mEq/day
소변 중 K	25~75mEq/day
소변 중 Cl	140~195mEq/day
소변 중 Ca	5.0~15.0mEq/day
소변 중 Pi	0.34~1.0g/day
암모니아	30~50mEq/day
크레아티닌	1,000mg/day

$$FE_{Na} = \frac{\text{소변 중 Na 배설량}}{\text{여과 나트륨량}} = \frac{U_{Na} \times V}{P_{Na} \times GFR} = \frac{U_{Na} \times V}{P_{Na} \times \frac{Ucr \times V}{Pcr}} = \frac{U_{Na} \times Pcr}{Ucr \times P_{Na}}$$

$$\%TRP = \frac{\text{소변 중 P 배설량}}{\text{여과 인량}} \times 100 = \frac{Up \times Pcr}{Ucr \times Pp} \times 100$$

● 혈액가스

동맥혈

pH	7.35~7.45	(7.40)
HCO_3^-	22~26mmol/L	(24)
$PaCO_2$	35~45mmHg	(40)
PaO_2	80~100mmHg	(100)
SaO_2	94~97%	
BE	-2.3~+2.3mEq/L	
BB	45~50mEq/L	

● 혈액

크레아티닌	0.7~1.0mg/dL
요소질소	8~25mg/dL
요산 남	3.3~8.0mg/dL
여	2.6~5.7mg/dL
총단백	6.9~8.4g/dL
알부민	4.0~5.4g/dL
공복혈당(FBS)	60~110mg/dL
총 케톤체	100~300μmol/L
β-hydroxybutyric acid	25~150μmol/L
아세토아세트산	30~100μmol/L
아세톤	<30μmol/L
젖산	4.5~19.5mg/dL
피루브산	0.3~0.9mg/dL
시알산	45~75mg/dL
알도스테론	35~240pg/mL
혈장레닌활성(PRA)	0.5~1.6(누운 자세)ng/mL/h 1.9~3.6(서 있는 자세)ng/mL/h
안지오텐신 I	<200pg/mL
안지오텐신 II	5~30pg/mL
Erythropoietin	5~15mU/mL

● 소변 일반

소변량	600~1,600mL/day
비중	1.010~1.025
삼투압	50~1,200mOsm/kgH_2O
pH	5~8

● clearance= $\frac{U \times V}{P}$

사구체여과율(GFR)	100~130mL/min
신혈장류량(RPF)	600~800mL/min
신혈액류량(RBF)	1,000mL/min

● pulmonary artery wedge pressure(PAWP)	4~12mmHg
● central venous pressure(CVP)	5~10cmH_2O

체내분비액의 전해질 구성

체내분비액	분비량(L/day)	Na^+(mEq/L)	K^+(mEq/L)	H^+(mEq/L)	Cl^-(mEq/L)	HCO_3^-(mEq/L)
타액	1.5	30	20	-	31	15
위액	2.5	50	10	90	110	0
담즙	0.5	140	5	-	105	40
췌액	0.7	140	5	-	60	90
소장액	1.5	120	5	-	110	35
설사변	1.0~1.5	130	10	-	95	20
땀	0~3.0	50	5	-	50	0

한글 찾아보기

영문 찾아보기

N

O

P

R

S

T

U